身體後彎與扭轉瑜伽

保護脊椎、淨化臟腑、深化冥想的精準瑜伽解剖書

作者／雷‧隆　譯者／李岳凌、黃宛瑜　審訂‧導讀／Judy吳惠美

YOGA Mat Companion

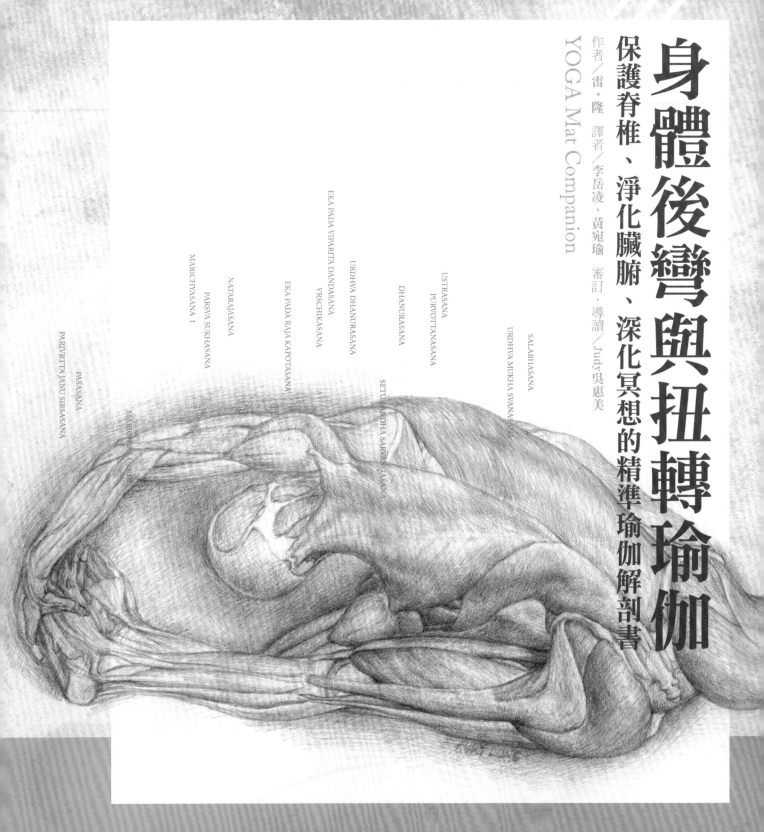

PARIVRTTA JANU SIRSASANA

PASASANA

MARICHYASANA I

PARSVA SUKHASANA

NATARAJASANA

EKA PADA RAJA KAPOTASANA

VRSCHIKASANA

EKA PADA VIPARITA DANDASANA

URDHVA DHANURASANA

DHANURASANA

PURVOTTANASANA

USTRASANA

SETU BANDHA SARVANGASANA

URDHVA MUKHA SVANASANA

SALABHASANA

Anatomy for
Backbends and
Twists
by
Ray Long

目錄

留心領會，避開練習的潛在風險，就能盡享後彎與扭轉動作之效！

JUDY 老師吳惠美

Judy Yoga 樂活瑜伽教學總監

練習瑜伽，發現一件事，那就是後彎是許多人的罩門。

什麼是後彎？

很簡單，凡是和前彎相反的動作就是後彎。

也就是說，站直手碰地，是一般人認知的前彎。實際上，若要仔細來說，那叫做髖屈曲，以髖為支點讓上半身盡量貼緊下半身，最後雙手觸地，身體上下對折如別針，故此一體位法又稱為「別針式」。

明白別針式，那就能明白一般人眼中的後彎，即是所謂的「反別針式」，又稱為「下腰」，也是瑜伽人口中的後彎動作。

實際上，後彎的動作很多，例如：蝗蟲式、弓式、上犬式、駱駝式、反棒式，脊椎做脊伸展（spine extension）的動作，以白話來說，就是脊椎後彎。這些動作的差別在於身體重心和底面積不同，還有，這個動作是順著地心引力，還是抵抗地心引力？以下腰來說——它是後彎系列中最難的體位法，因為：一，身體的重心骨盆在站姿狀態下，離地最遠；二，站姿僅有雙腳觸地，故底面積最小；三，後彎的身體是順著地心引力由直立山式轉輪式，腹側肌群（腹肌及髖屈肌、伸膝肌）都要做離心收縮，肌肉長度必須慢慢放長，困難度較高。反之，蝗蟲式的後彎最簡單，整個腹部貼地，重心底又穩，底面積大，頭腳離地，背肌抗地心引力做向心收縮，是一般人做後彎的入門動作。

現在明白後彎的形態之後，便不難理解為何下腰式後彎對身體挑戰最大，因為只要下盤一不穩，身體容易瞬間失去平衡，由高處重挫在地，就像高空失足墜樓似的，地心引力無情地讓後背重擊倒地，發出轟然巨響。曾有老師這麼說，練習後彎前要先學會如何倒地，克服倒栽蔥的恐懼，只要倒一百次，身體就能自動學會後彎的技巧。事實上，少數人或許可以，但多數人倒完一百次之後，卻可能種下可怕的病根而不自知。

謹記練瑜伽必須把安全放在第一位，不要把意志力和決心放在錯誤的練習模式，後倒一百次，不斷衝擊背部，地面傳來的反作用力會震碎脊椎骨內密密麻麻的骨小樑，一而再、再而三的強震，總有一天，會把椎體震成空殼狀的豆腐渣，時日一久原本方正的脊椎體便會壓迫成中間凹兩邊凸的楔狀骨，終而導致骨刺增生、椎間盤凸出擠壓神經，造成下肢麻木、刺痛，行走時猶如萬箭穿心般痛苦。嚴重者，腰椎椎弓斷裂，椎體脫勾，就像火車車箱脫節，不及時就醫，可能造成下半身癱瘓，終身無法行走。

你不禁要問，練習瑜伽的下腰式後彎，風險真的這麼大嗎？

答案是：任何體位法都有風險，但後彎風險尤

其大，必須視練習的方式而定。就像登山，謹慎者走大路，心急者抄小路，練習的方式顯示出練習者的潛在個性，唯風險自負。問題是：你了解未來身體要為錯誤的練習模式賠上多少代價嗎？若你明白，你就會仔細看這本書，明白作者在書中苦口婆心地介紹每一條肌肉在後彎的體位法所扮演的角色是何其重要。

練習方法正確，後彎好處不少，至少可以幫助身體抵抗地心引力，矯正駝背，伸展腹部肌群，保持頂天立地的姿勢，以最省力的方式行走在地面，這對身體是最省力的方式，畢竟我們是動物，不是植物，在移動的行徑中，軀幹的重力線最好與地面垂直，重心落在兩腳構成的底面積上，避免關節過度承重。

最重要的是，保護關節中的軟骨，特別是頸椎、腰椎的椎間盤，以及膝關節半月軟骨板。

軟骨真的很重要，少了它，除了無法吸震，一旦骨頭打骨頭、關節發炎，身體慢慢就會感受紅、腫、熱、痛，時日一久，退化性關節炎上身，只要天一冷，全身關節腫脹，混身不舒服，人就老了。現在，摸摸自己的耳朵、捏捏自己的鼻子，這是摸得到、看得到的軟骨。還有椎間盤、膝蓋半月軟骨板，雖然摸不到、看不到，但也是軟骨的一種，具有緊密成束的膠質纖維，故又稱為纖維軟骨，功能是將韌帶或是肌腱牢牢地附著於骨骼，特色是張力強，能提供強力支持作用。

軟骨最怕重複磨損、不當重壓，以及錯誤施力來回扭轉。可怕的是，一般人在練習瑜伽時，不斷地挑戰體位法，挑戰身體的極限，完全漠視身體的特質是否適合後彎。有時，太容易做到後彎，不是一件好事，反而易折損腰椎。穩定和靈活，必須一比一，過與不及對身體都是一種傷害。

但現代人往往是低頭族，含胸背駝、肩頸緊，沒事就窩在沙發上玩 3C，心為物役的下場，就是身材走樣、腰痠背痛、慢性病上身。切記，姿勢不正，做什麼體位法都是錯的，因此瑜伽體位法雖然百百種，但體位法之母卻是山式，也就是立正站好的姿勢，這麼簡單的體位法，箇中學問深厚，中西皆然，一如東方的古人對姿勢的四大要求：站如松、坐如鐘、行如風、臥如弓。若能做到行、住、坐、臥四威儀，那麼山式就不僅是瑜伽人眼中的山式，更是古人眼中俊逸挺拔的松樹，而若能以四威儀這樣的體態來練習後彎，風險大幅降低。

因此，低頭族必須先矯正不良體態，練習正確的前彎之後，再來學後彎。

所幸作者雷·隆在前作《身體前彎及髖關節伸展瑜伽》，就是在談前彎及開髖的技巧。胯鬆，腰才能鬆，腰鬆再前彎，便能伸展背部人體最長的經絡——膀胱經。古人有云：「腰背委中求。」委中位在膝窩中點的穴位，專治腰痛、下背痛。委中之所以能治腰背痠痛，與背部筋膜得以充分伸展有關，筋膜有彈性，氣血運行才順暢，這也是古人很早就深諳上病要下治的道理。

在這本書（系列第三本），作者將重點放在後彎及扭轉，特別強調後彎時要留意「腰椎骨盆節律」（Lumbopelvic rhythm），節律這個道理就像跳雙人舞一樣，腰椎若動，骨盆也會跟著動，腰前推，骨盆就前傾；腰後推，骨盆就後傾。骨盆前傾者，腰臀曲線側看呈 S 型，很性感，但將來容易腰痠；骨盆後傾者背駝臀縮大腹便便，開胯不易，日久行走困難。因此，不難明白，骨盆能決定腰椎曲線；反之，腰椎也能影響骨盆正位與否。在練習後彎體位法時，如何啟動不同的肌群去調控骨盆或腰椎的位置十分

重要，但更重要的是，下盤必須穩定，重心穩才能逐步後彎，最後將壓力平均分散到呈拱橋的椎體上，而非對折在某些椎體上。

後彎做不好，就像檳榔樹隨風倒；後彎做得好，猶如百年神木頂天立地。

以駱駝式為例，很多人後彎時習慣推腰，腰好像被對折似的，腰肌嚴重勞損，骨盆前傾嚴重，對女性來說極不利子宮循環。作者為此特別強調體位法在完成最後都必須要處在鎖印（bandha）狀態，也就是藉由相互抗衡的力量去創造一個穩定的狀態。以此式為例，技巧在收縮臀部的臀大肌，大腿骨的股骨用力前推以打開髖關節做髖伸動作，這個動作會令骨盆後傾，剛好抵消推腰時的骨盆前傾，一正一反的力量，創造出一個穩定的鎖印狀態。

後彎，對一般人不容易做到，何不先練習扭轉。

就如山路不用垂直攻頂，走之字一樣可以上山。扭轉若做得好，對身體臟腑好處極大，就像海棉要洗乾淨，一定要泡水之後再扭轉一下，髒東西才會被擠出來。人體的內臟也是一樣，柔軟有彈性，若能扭轉身體那麼對內臟的排毒自有一番功效。但要如何正確的扭轉，學問也很大，先看作者如何定義扭轉：

「透過上肢骨及下肢骨（手臂及腳）來扭轉中軸骨架（脊椎與軀幹）。」（參見 p.116）

你會發現，扭轉體位的重點在利用手和腳來扭轉軀幹裡的脊椎，而脊椎必須處於中軸扭轉的狀態，說再仔細一點，就是脊椎必須先拉長，每一個椎體都要貢獻扭轉的角度，以避免扭轉時力量都集中在某幾節椎體上，特別是人體的脊椎有曲線，側面看呈 S 型，因此扭轉若沒有做到脊椎中軸扭轉，極有可能是過度拉扯肩關節囊，或是過度扭轉胸腰椎交界點，這跟山路出車禍總在過彎處是一樣的道理。扭轉不當易造成胸椎第十一節到腰椎第一節磨損，或是頸椎下第三節的磨損，不可不慎。

在此建議，練習扭轉時，除了要維持中軸扭轉的觀念，保持腹部柔軟也很重要，腹部柔軟才能在吐氣時，收縮腹部，若肚子太大，是無法做好扭轉，也無法啟動作者口中的「氣囊效應」（air bag effect）──令腹肌收縮以增加腹內壓的方式來保護脊椎不致過度扭轉。

無論是扭轉或後彎，每一個體位法，作者在書裡都交待得很清楚，只怕大家沒有留心罷了，或是即便留心也無法體會作者用心良苦之處。

唯一的方法，就是謹慎而持續地自我練習，腦袋放空，用身體去感受細微的變化，終有一天，身體會領悟，心也會覺醒。

很榮幸，擔任本書的審訂作者也受邀寫推薦文，願所有練習者在練習後彎與扭轉時，都能仔細避開練習的潛在風險，讓瑜伽為你的體態帶來古代四威儀的手采，行走在路上，相信動如狡兔靜如處子的你，會是一幅美麗的風景。

簡介

瑜伽之路未必一帆風順。梵文 Asana 翻成中文，意指「舒適而輕鬆的姿勢」，但體位法實際練起來，既不輕鬆也不容易，卻能讓你的生活變得輕鬆而自在。

我們為什麼要把西方科學融入古老哈達瑜伽？原因很簡單，只要掌握西方技術，就可自己規劃練習內容，教學時也會感覺更有自信。哈達瑜伽是一門修練身體的藝術，西方科學則是了解身體如何運作。

舉個例子吧，假設你想加強向上弓式（輪式）。你要是具備解剖學、生物力學和生理學知識，練習時，便能全盤掌握每一項環節。又或者，你是一位瑜伽老師，學員做駱駝式時，下背微感不適，問你該怎麼辦，你馬上想到本書討論的腹腔「氣囊效應」，便能輕鬆解決學生的難題。同樣地，你或你的學生若想加深扭轉體位，練習計畫中不妨加進誘發式伸展，放鬆跟拉長那些妨礙你扭轉軀幹的肌肉。除非你曉得怎麼把科學原理融入瑜伽練習，否則這些技巧看起來毫不起眼，有的甚至違背直覺反應，不過別擔心，本書會講解技巧背後的原理，教你怎麼運用在後彎跟扭轉體位。

練習體位法，應極力找出瓶頸。柔軟度不好，就用本書介紹的生理學技巧，拉長肌肉，突破障礙，鍛鍊柔軟度。身體如果夠柔軟，就用本書講解的鎖印，強化肌力。

畫家暨雕塑家喬治・布拉克（George Braque）說：「藝術是為了造成困擾，科學則令我們安心。」（Art disturbs, science reassures.）這句話的意思是說，藝術迫使人離開舒適地帶，開拓全新的體驗，科學則提供扎實的基礎和穩定。瑜伽體位法就像身體雕刻，帶你走出安適環境，科學技巧宛如一把精良的雕刻工具，配備在身，便能更理智而精準的練習體位。

如何使用本書

練瑜伽就像穿越一道道大門，每開啟一扇門，就會發現體位的全新可能性。開啟第一道門的鑰匙，是認識關節擺位。我們一旦掌握關節擺位，就能判斷哪些肌肉調控體位動作，又是哪些肌肉被伸展開來。啟動正確肌肉是精準擺位的不二法門，我們通常從原動肌（prime mover）開始。一旦啟動正確的原動肌，骨骼旋即處於正位。深化體位的要領很簡單，不外乎善用生理學知識，拉長各個體位伸展的肌群。若能掌握以上重點，姿勢自然到位，瑜伽的益處日後將逐一顯現，包含：增加柔軟度，覺知敏銳，身心愉悅，深度放鬆。

本系列叢書由幾個單元構成，每冊專論一至兩類瑜伽體位，並涵蓋以下章節：

- 重要觀念：介紹瑜伽體位法背後的生物力學和生理學原理。
- 鎖印瑜伽法則：練習體位法時，若能善用書中提供的簡單五步驟，便能增加柔軟度、耐力和精準度。
- 體位介紹：詳細解說各個體位。
- 動作指引：解釋身體動作的形態和名稱，並繪製圖表，清楚羅列每個動作用到的肌群。
- 解剖學索引：以圖說方式，介紹骨骼、韌帶和肌肉（註明肌肉的起端、止端和動作）
- 專有名詞解釋
- 梵文發音與體位索引
- 中英文體位譯名索引

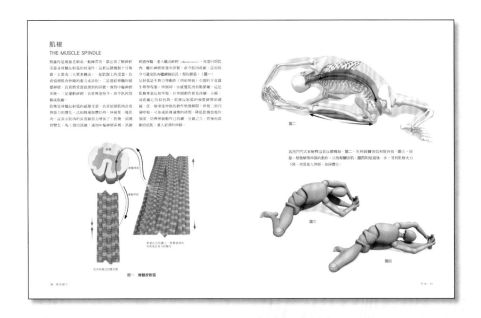

圖一　重要觀念這一章，將教你怎麼把生物力學和生理學知識運用在體位練習上。此章必須先熟讀，往後更要時常回頭複習。

圖二　每個瑜伽體位開頭第一頁，都
會介紹關節的基本動作和擺位，並提
供體位的梵文名稱和中、英文譯名。
由此你將認識各個體位的基本樣貌，
並清晰掌握各項細節。

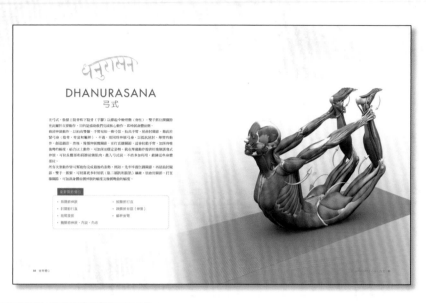

圖三　準備動作這一頁，是要引導你慢
慢進入某個瑜伽體位。如果你是瑜伽新
手，或練習的時候感覺肌肉有點緊繃，
那麼就改採這些替代式。一般說來，替
代式所動用到的肌群與完成式毫無不
同。無論你練習何種替代動作，皆可從
中獲得益處。

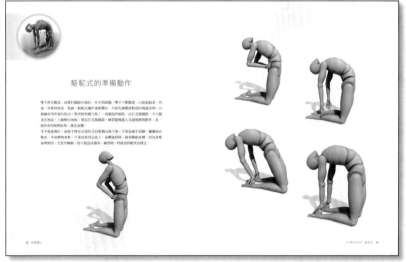

圖四　本書利用詳細的步驟解說圖，
教你如何收縮（啟動）調控關節擺位
的肌群，結尾則簡要歸納所有伸展的
肌群。深淺不等的藍色代表收縮的肌
肉（原動肌群以深藍色標示），紅色
則代表被伸展的肌肉。利用體位介紹
一節，便能充分掌握各個體位的解剖
學知識。

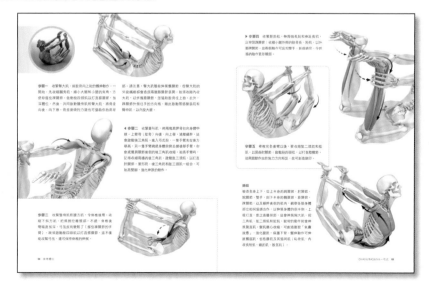

練習指引

我們整天思慮不斷，操心工作、人際關係、眼前面臨的問題。練習瑜伽，讓我們暫時擺脫俗務，轉移注意力。直到返回日常活動的那一刻，才發現自己看事情的角度改變了。不管何事盤踞腦海，心境已然不同。

禪定冥想跟體位練習，皆講求聚焦點（focus）。聚焦點，梵文是 drishti（又稱凝視點），它可擺在呼吸上，也可落在身體某個部位、某處鎖印，乃至於凝視牆上某一點。哈達瑜伽是進入禪定的有效途徑，一旦開始練習，身體就成了傳輸的媒介，練習者通過肉體層次的聚焦，帶動心靈層次的轉換。

我們可藉助三角檢視技巧（Triangulation）鎖定體位焦點。三角檢視技巧原本是電影工作者為了將注意力集中在特定角色而發展出來的敘事手法。例如，兩個角色串通，影響到第三方。第三方於是做出反應，又引發新的動作，如此不斷循環，保持故事發展。整個過程叫做三角檢視技巧，劇中每個角色代表三角形的一點。

三角檢視技巧也可應用在體位練習上，例如在坐姿前彎式，收縮腰肌，以屈曲髖關節，造成骨盆前傾，膕旁肌的起端往後移。再來，收縮股四頭肌，以伸展膝關節，令膕旁肌的止端（附著在小腿上），往足底方向移。骨盆拉著膕旁肌一端，脛骨則拉著膕旁肌另一端，伸展焦點於是就落在膕旁肌上。

動作並未就此結束，聚焦點開始轉移了。我們同樣用坐姿前彎式講解，聚焦點現在移到手臂，收縮肱二頭肌，以屈曲肘關節。同時啟動腹肌，以屈曲軀幹。兩個動作（或角色）一結合，可拉長背部的豎脊肌。

姿勢流動，可刺激人體分泌神經傳導物質，也就俗稱的腦內啡。腦內啡作用的大腦受器，跟止痛劑（嗎啡）作用的對象是同一個，因此，腦內啡也會使人產生幸福、安適之感。若將科學知識融入體位練習，可增加腦內啡的分泌，擴大意識轉換的幅度。

練習時，焦點應擺在調控體位的肌群，如此一來，你的體位法跟冥想入定的狀態才會進步，產生正向反饋迴路。練習體位時，生物力學提供功能性焦點，體位又引起化學變化，加強禪定的深度，拉長冥想的時間。

重要觀念
KEY CONCEPTS

主動肌／拮抗肌的關係：交互抑制作用
AGONIST/ANTAGONIST RELATIONSHIPS: RECIPROCAL INHIBITION

做瑜伽體位法時，主動肌／拮抗肌會在全身上下構成生理學及生物力學焦點。關節的角度和擺位，決定了體位形態跟樣貌。主動肌一收縮，可縮小關節的角度，反觀關節另一側，拮抗肌伸展，關節角度變大了。我們應充分掌握主動肌／拮抗肌的關係才可精準調控體位。

等你對關節周遭的肌肉瞭若指掌，便可收縮特定肌肉，以創造及微調體位姿勢。檢查全身焦點部位，啟動主動肌，運用三角檢視技巧，鎖定其拮抗肌（就像〈練習指引〉描述的那樣）。肌肉收縮，可縮小起端和止端的距離。與之相對應的拮抗肌，起端和止端的距離分得更開，肌肉被拉長了。

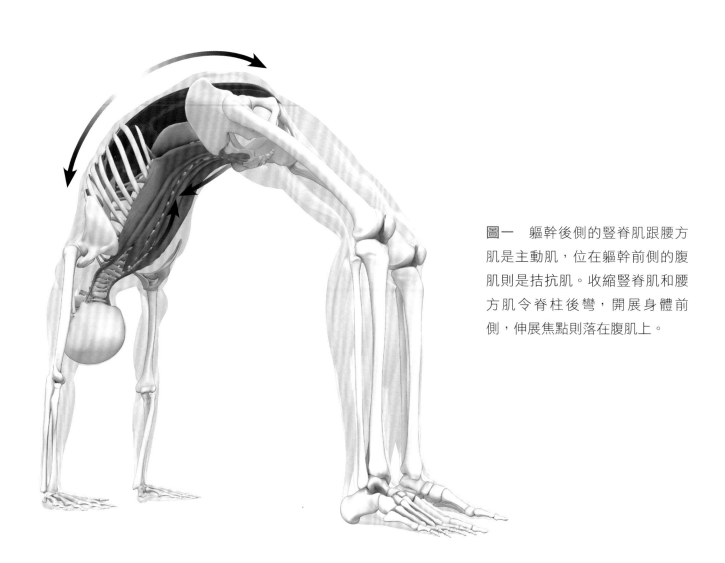

圖一　軀幹後側的豎脊肌跟腰方肌是主動肌，位在軀幹前側的腹肌則是拮抗肌。收縮豎脊肌和腰方肌令脊柱後彎，開展身體前側，伸展焦點則落在腹肌上。

圖二　只要你刻意收縮某一塊肌肉，大腦會在同一時間命令它的拮抗肌放鬆，此一現象稱為交互抑制作用。收縮臀大肌做髖伸的動作，大腦同時也會命令腰肌（主要的髖屈肌）放鬆、進入伸展。

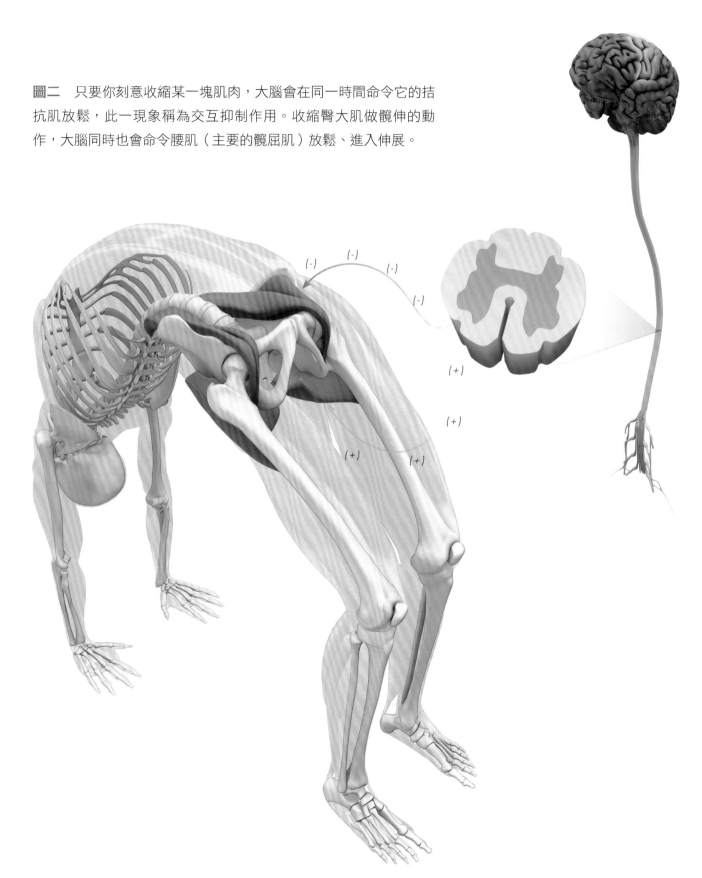

圖三　右圖呈現出另一組髖部肌肉交互抑制作用。在向上弓式，以膕旁肌做出髖伸的動作。在一般情況下，膕旁肌屬於膝關節的屈肌群，但這裡，我們先把兩隻腳固定在瑜伽墊上，再嘗試將兩隻腳往手的方向移動，兩腳實際上不會挪移，但這項嘗試卻會啟動膕旁肌，加深髖伸的幅度。也就是說，我們現在要將三角檢視技巧的伸展焦點擺在腰肌及其協同肌（股直肌、恥骨肌、內收長短肌）上。

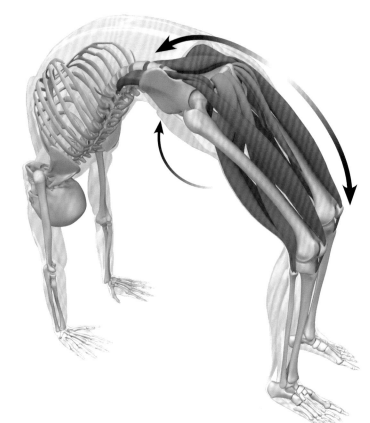

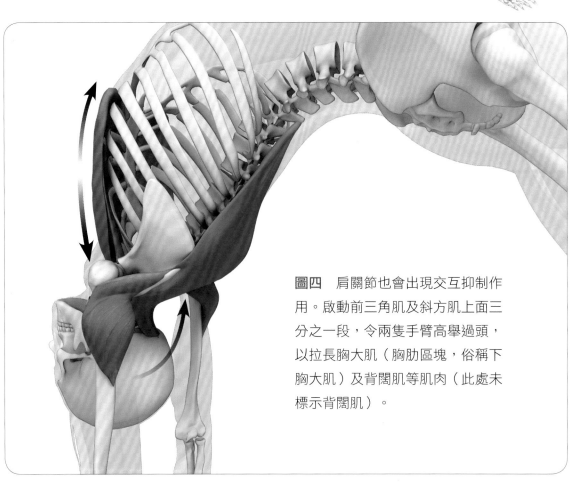

圖四　肩關節也會出現交互抑制作用。啟動前三角肌及斜方肌上面三分之一段，令兩隻手臂高舉過頭，以拉長胸大肌（胸肋區塊，俗稱下胸大肌）及背闊肌等肌肉（此處未標示背闊肌）。

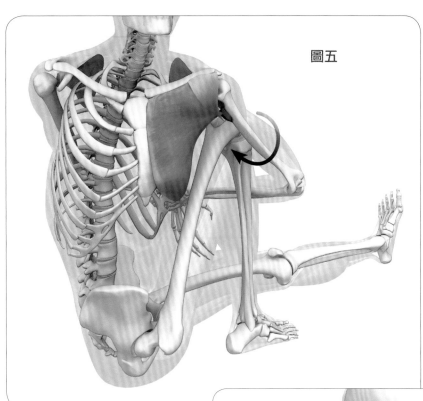

圖五

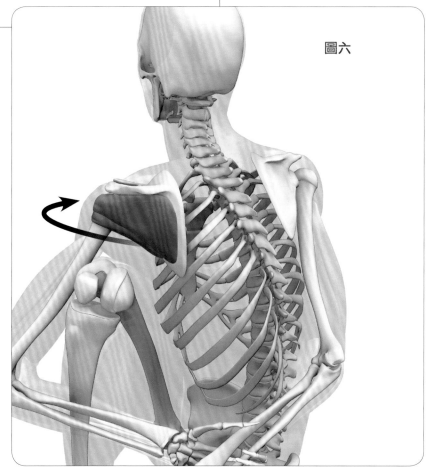

圖六

啟動胸大肌、前三角肌及肩
胛下肌，以內旋肱骨（上臂
骨）（圖五）。若是做聖哲
馬利奇式三這一類體位，伸
展焦點就落在棘下肌、小圓
肌及後三角肌（圖六）。

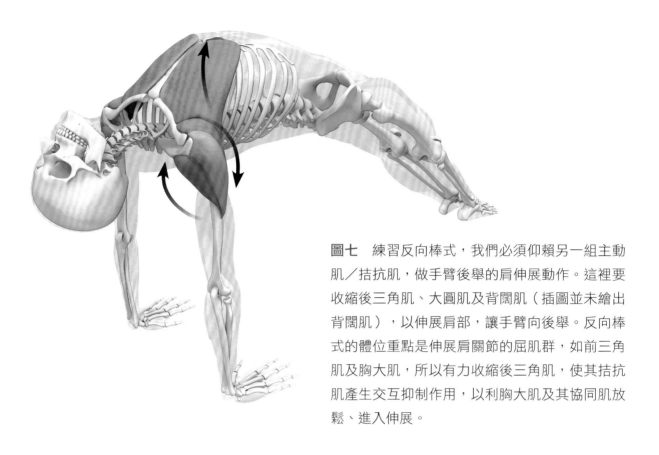

圖七　練習反向棒式，我們必須仰賴另一組主動肌／拮抗肌，做手臂後舉的肩伸展動作。這裡要收縮後三角肌、大圓肌及背闊肌（插圖並未繪出背闊肌），以伸展肩部，讓手臂向後舉。反向棒式的體位重點是伸展肩關節的屈肌群，如前三角肌及胸大肌，所以有力收縮後三角肌，使其拮抗肌產生交互抑制作用，以利胸大肌及其協同肌放鬆、進入伸展。

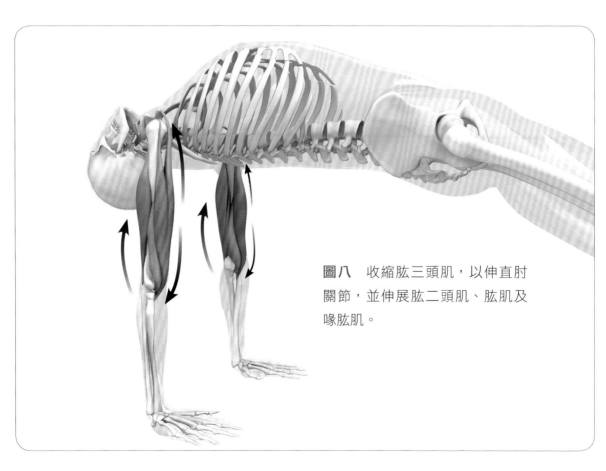

圖八　收縮肱三頭肌，以伸直肘關節，並伸展肱二頭肌、肱肌及喙肱肌。

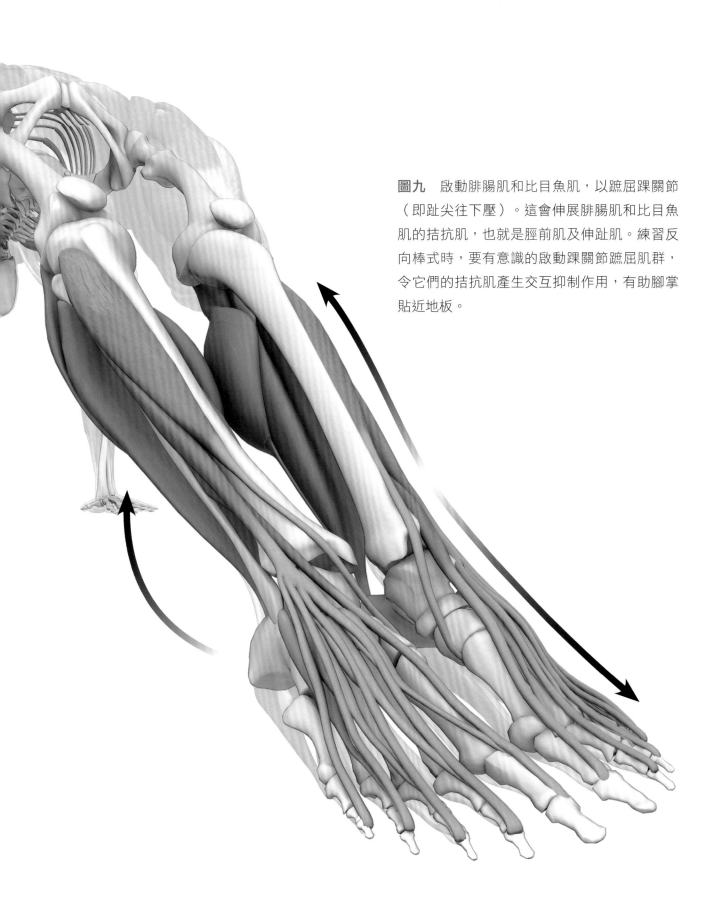

圖九　啟動腓腸肌和比目魚肌，以蹠屈踝關節
（即趾尖往下壓）。這會伸展腓腸肌和比目魚
肌的拮抗肌，也就是脛前肌及伸趾肌。練習反
向棒式時，要有意識的啟動踝關節蹠屈肌群，
令它們的拮抗肌產生交互抑制作用，有助腳掌
貼近地板。

關鍵肌肉的單獨啟動
KEY MUSCLE ISOLATIONS

要創造體位焦點，須啟動調控體位的肌肉，令骨骼進入正位。但有些肌肉不明顯，你或許不知道該如何單獨啟動某一塊特定的主動肌，我們在此提供一些啟動訣竅。利用這些提示（或發展你自己的獨門訣竅）來改善你的練習和教學。

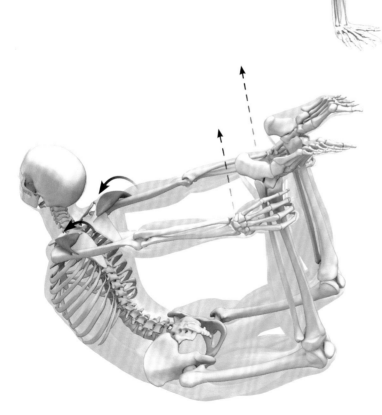

圖一　在向上弓式，我們要單獨啟動前三角肌，做手臂前抬的肩屈曲動作。啟動前三角肌的訣竅是，雙手試著往雙腳的方向移動。由於雙手固定在瑜伽墊上，實際上不會挪移，但這項嘗試卻可單獨啟動前三角肌，把胸部往前拉，深化體位。

圖二　在弓式，焦點落在後三角肌，做手臂後舉的肩伸展動作，以加深後彎的幅度。單獨啟動後三角肌的訣竅是，雙手握住踝關節，往上抬。

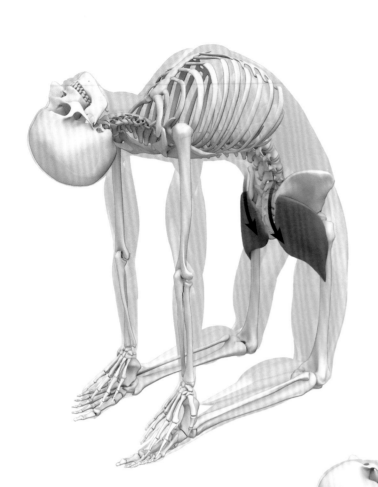

圖三　啟動原動肌，以調控關節擺位。例如在後彎體位，我們要做髖伸動作。臀大肌是這個動作的原動肌，所以尾骨往內捲、收縮臀部，藉此啟動臀大肌。這不僅可加深髖伸動作，也令薦骨向下傾斜（後傾），避免腰椎過度後彎。且臀部肌肉一收縮，髖屈肌馬上產生交互抑制作用，放鬆、進入伸展。

圖四　在駱駝式，體位焦點往上移，來到後彎姿勢下的挺背動作。這會單獨啟動豎脊肌和腰方肌，令身體前側肌肉（包含腹直肌）產生交互抑制作用，進入伸展。

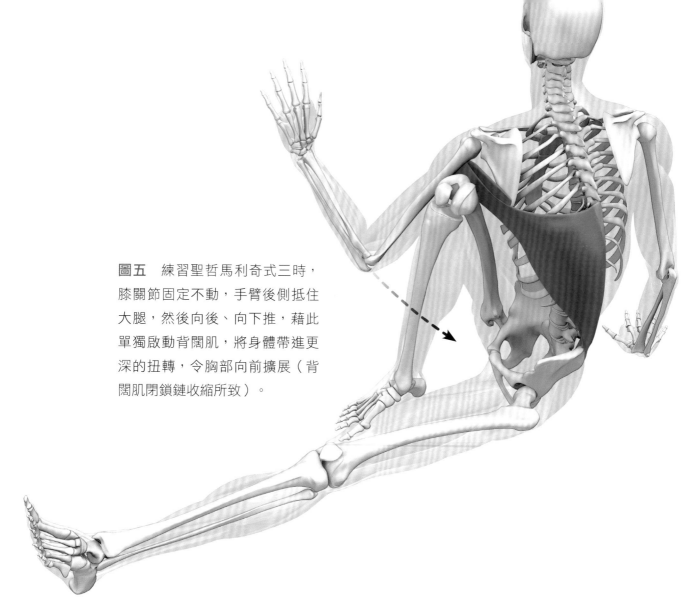

圖五　練習聖哲馬利奇式三時，膝關節固定不動，手臂後側抵住大腿，然後向後、向下推，藉此單獨啟動背闊肌，將身體帶進更深的扭轉，令胸部向前擴展（背闊肌閉鎖鏈收縮所致）。

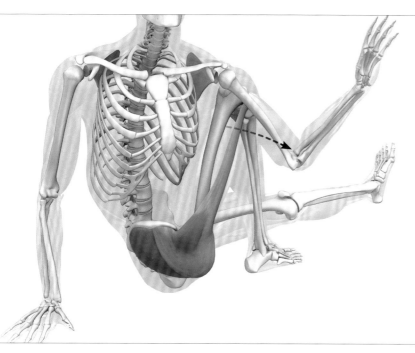

圖六　手臂固定不動，膝關節外側抵住手臂，向外推，藉此啟動髖關節的外展肌（即闊筋膜張肌和臀中肌）。由於手臂固定住，大腿無法向外倒（外展），外展肌收縮的力道反而造成髖關節內旋（外展肌的次要動作是內旋），將下半身轉離上半身，加深扭轉的幅度。

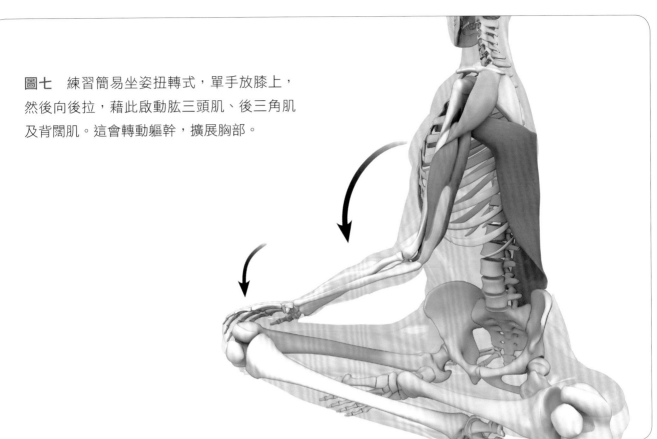

圖七　練習簡易坐姿扭轉式，單手放膝上，
然後向後拉，藉此啟動肱三頭肌、後三角肌
及背闊肌。這會轉動軀幹，擴展胸部。

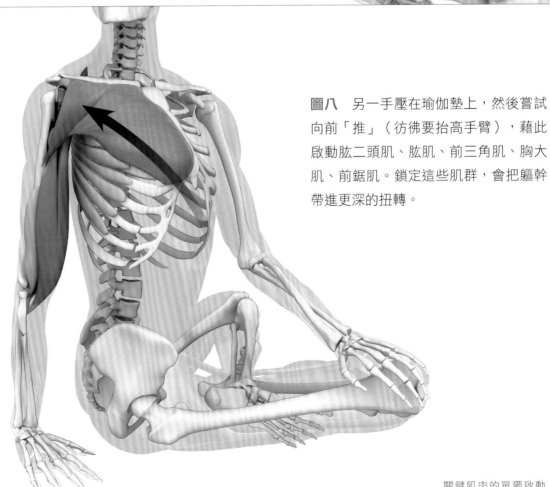

圖八　另一手壓在瑜伽墊上，然後嘗試
向前「推」（彷彿要抬高手臂），藉此
啟動肱二頭肌、肱肌、前三角肌、胸大
肌、前鋸肌。鎖定這些肌群，會把軀幹
帶進更深的扭轉。

肌梭
THE MUSCLE SPINDLE

無論你是瑜伽老師或一般練習者，都必須了解神經受器及脊髓反射弧如何運作。這套反饋機制十分複雜，主要由三大要素構成，一是肌腹上的受器，負責偵測肌肉伸縮的張力或長短，二是連結脊髓的感覺神經，負責將受器偵測到的訊號，傳到中樞神經系統，三是運動神經，負責傳達指令，命令肌肉放鬆或收縮。

肌梭是脊髓反射弧的感覺受器，負責偵測肌肉長度與張力的變化。比如做瑜伽體位時，伸展某一塊肌肉，這表示肌肉的長度跟張力增加了。肌梭一偵測到變化，馬上發出訊號，通知中樞神經系統。訊號經過脊髓，進入輸出神經（efferent nerve），再度回到肌肉。輸出神經便發布訊號，命令肌肉收縮。這項指令可避免肌肉繼續被拉長，預防撕裂。（圖一）

反射弧是生物力學動作（例如伸展）引發的下意識生理學現象。伸展時，你感覺肌肉有點緊繃，這是肌梭牽張反射所致。但伸展動作要是持續一分鐘，或收縮它的拮抗肌，肌梭反射弧的強度便開始遞減。從一個深度伸展的動作稍微解開，停留三到四個呼吸，可加速肌梭適應的時間，降低肌梭放電的強度，彷彿伸展動作已持續一分鐘之久。然後再啟動拮抗肌，進入更深的伸展。

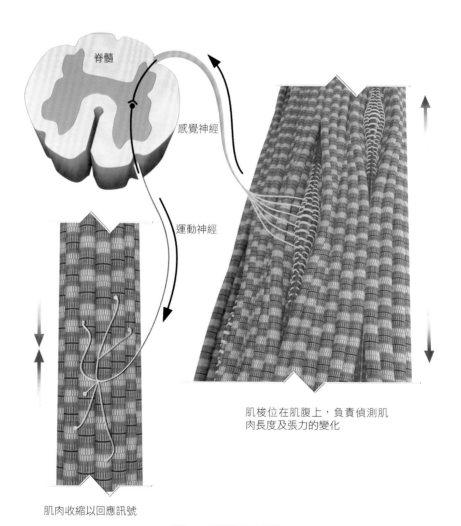

脊髓

感覺神經

運動神經

肌梭位在肌腹上，負責偵測肌肉長度及張力的變化

肌肉收縮以回應訊號

圖一　脊髓反射弧

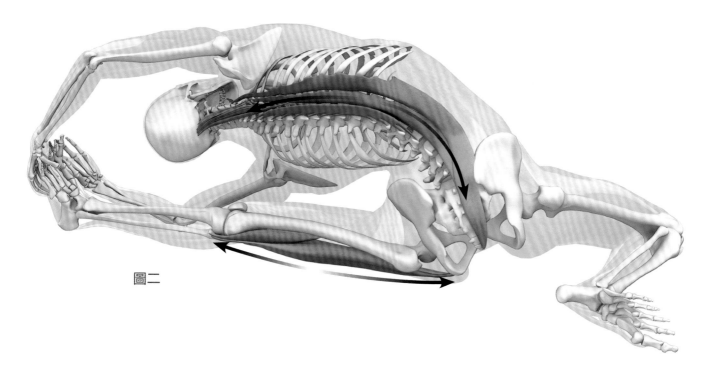

圖二

我用門閂式來解釋這套反饋機制。圖二，先伸展膕旁肌和豎脊肌。圖三，屈膝，稍微解開伸展的動作，以放鬆膕旁肌。圖四則是最後一步，等到肌梭火力下降，再度進入伸展，加深體位。

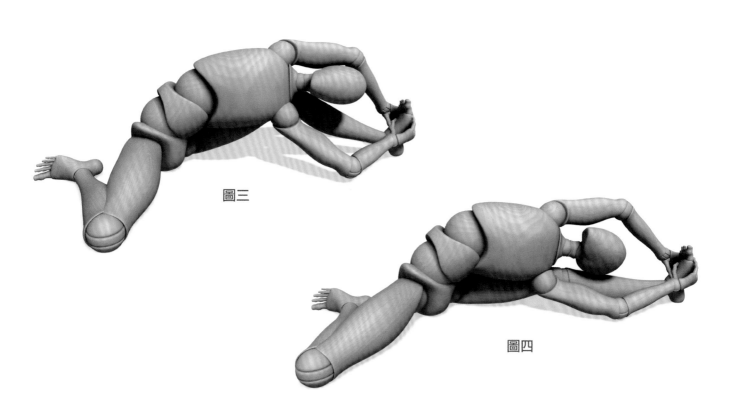

圖三

圖四

圖五　練習半魚王氏時，也可運用這項
技巧。手腳相連，體位焦點便落在軀幹
上，可伸展腹斜肌。這會刺激肌梭伸展
受器，導致腹斜肌反射收縮。

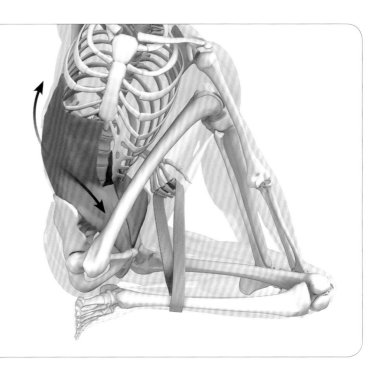

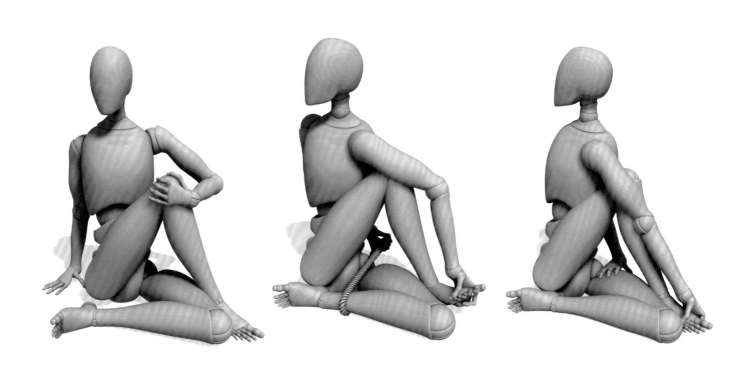

圖六　稍微解開動作，但腹斜肌仍維持伸展，讓肌梭適應一下。
在這個姿勢停留幾個呼吸，接著，再利用手臂跟腳的連結，創造
生物力學槓桿支點，加深體位。

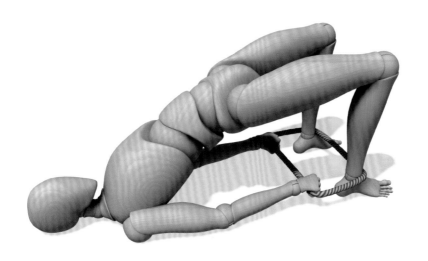

後彎時，伸展焦點落在髖屈肌。先做較和緩的後彎體位（如橋式，上圖），在此停留幾個呼吸，讓髖屈肌的肌梭適應伸展的動作，然後再進入更深的後彎動作（如向上弓式，下圖）。

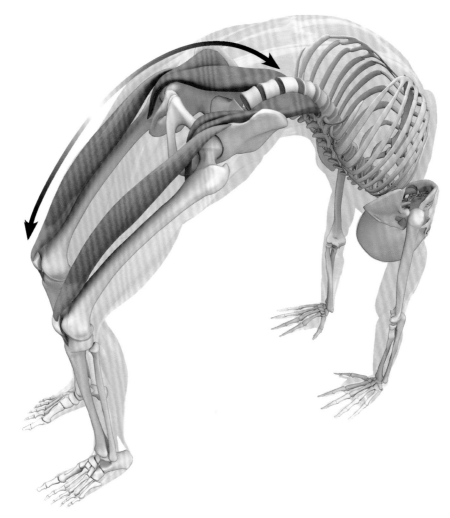

誘發式伸展（輔助伸展）
FACILITATED STRETCHES

誘發式伸展須搭配另一個脊髓反射弧，也就是高爾基腱器。這個神經受納器位在肌肉－肌腱連結處，每當察覺張力過大，就會通知脊髓，由脊髓命令肌肉放鬆，避免肌腱撕裂，此一現象稱為放鬆反應（Relaxation response）。現在，我們要利用放鬆反應，來拉長你想伸展的目標肌肉（圖一）。

所謂誘發式伸展，意指收縮我們正在伸展的目標肌肉，這會增強高爾基腱器的火力，擴大放鬆反應。放鬆反應會在停止收縮之後兩三秒間攀至高峰，這時，要趕緊利用「鬆弛」的空檔，拉長肌肉。

誘發式伸展步驟如下：

1. 鎖定你想拉長的肌肉。
2. 運用生物力學原理以伸展目標肌肉。
3. 短暫收縮正在伸展的目標肌肉，維持幾個深沉而平穩的呼吸。
4. 解開收縮的動作，然後小心翼翼伸展剛才鬆弛的部分，加深體位。

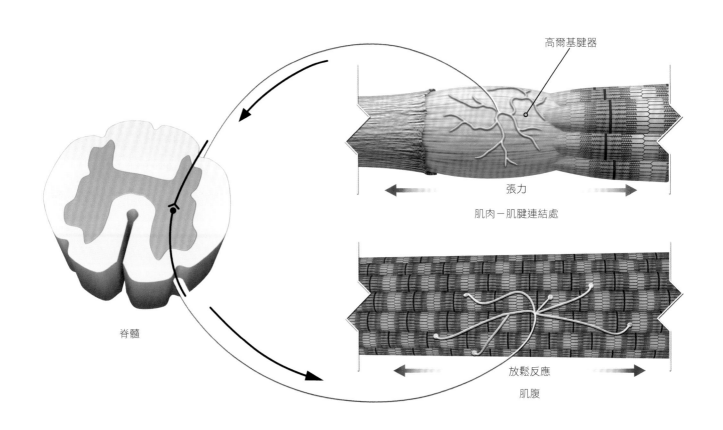

高爾基腱器

張力

肌肉－肌腱連結處

脊髓

放鬆反應

肌腹

圖一　脊髓反射弧

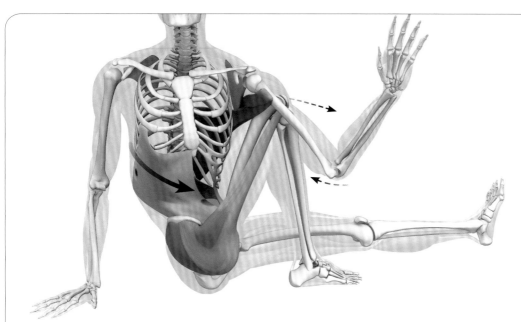

圖二　在聖哲馬利奇式三，伸展焦點是腹斜肌，故可用誘發式伸展來拉長腹斜肌，加深扭轉。先進入伸展，拉開腹斜肌。然後，手臂後側壓向大腿，藉此收縮闊筋膜張肌、臀中肌、背闊肌。姿勢維持不變，但要啟動腹肌，嘗試解開扭轉的動作。

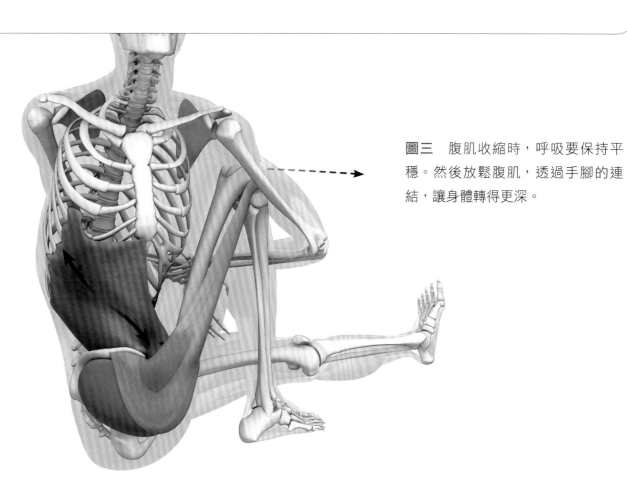

圖三　腹肌收縮時，呼吸要保持平穩。然後放鬆腹肌，透過手腳的連結，讓身體轉得更深。

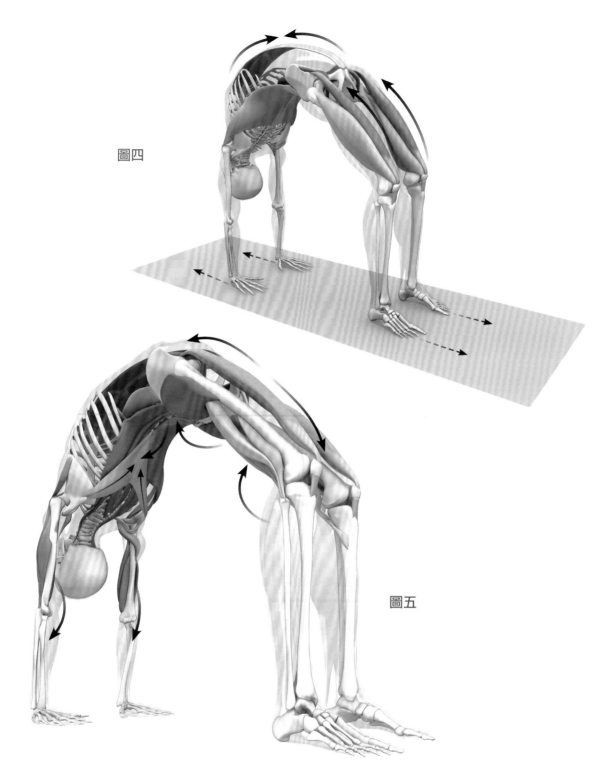

圖四

圖五

在向上弓式，伸展焦點落在軀幹及骨盆前側的腹直肌、腰肌、股直肌。我們可用誘發式伸展來拉長這些肌肉。啟動腹肌，雙手嘗試推離雙腳（圖四）。推離的動作持續幾個穩定的呼吸，然後收縮豎脊肌、臀大肌和膕旁肌，以加深後彎的幅度（圖五）。啟動軀幹前側肌肉，會使原本伸展的肌肉產生交互抑制作用，強化放鬆反應。這就是結合脊椎反射弧來加深瑜伽體位的例子。

關鍵肌肉的共同啟動
KEY CO-ACTIVATIONS

所謂共同啟動,意指同時收縮兩條以上的肌肉,也就是說,可同時啟動關節兩側的主動肌/拮抗肌,或同時收縮不同部位的肌肉。共同啟動可加深並穩定姿勢。

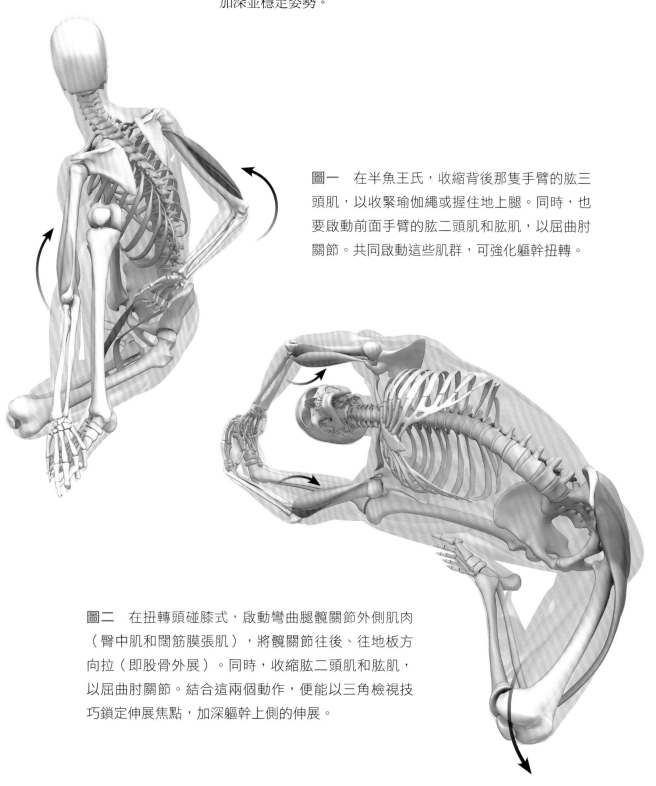

圖一 在半魚王氏,收縮背後那隻手臂的肱三頭肌,以收緊瑜伽繩或握住地上腿。同時,也要啟動前面手臂的肱二頭肌和肱肌,以屈曲肘關節。共同啟動這些肌群,可強化軀幹扭轉。

圖二 在扭轉頭碰膝式,啟動彎曲腿髖關節外側肌肉(臀中肌和闊筋膜張肌),將髖關節往後、往地板方向拉(即股骨外展)。同時,收縮肱二頭肌和肱肌,以屈曲肘關節。結合這兩個動作,便能以三角檢視技巧鎖定伸展焦點,加深軀幹上側的伸展。

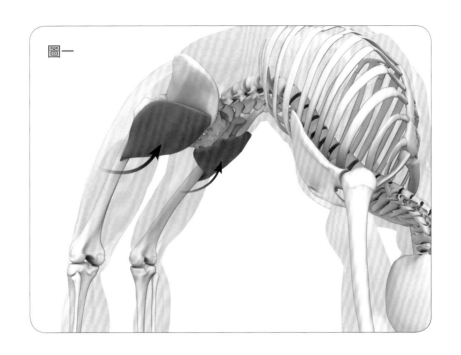

圖一

任何後彎體位，不管彎曲幅度深淺，都要伸展髖關節。所以在後彎體位，須收縮
臀大肌（圖一）以充分伸展髖關節，令骨盆後傾，創造髖屈肌的交互抑制作用
（髖屈肌是後彎體位伸展的一塊肌肉）。

在後彎體位收縮臀大肌有個缺點，會造成髖關節外旋，雙腳膝關節外張。故須共
同啟動肌肉，才可避免膝蓋分開的缺點，但又能保有收縮臀大肌以伸展髖關節的
好處（圖二、圖三）。

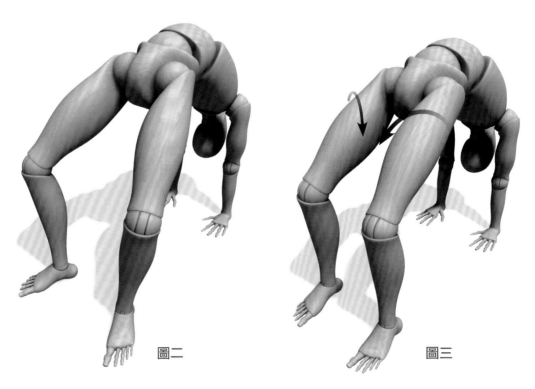

圖二　　　　　　　　　　　　　圖三

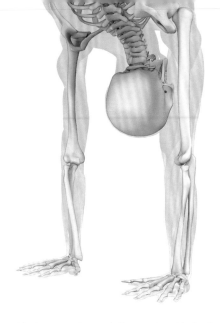

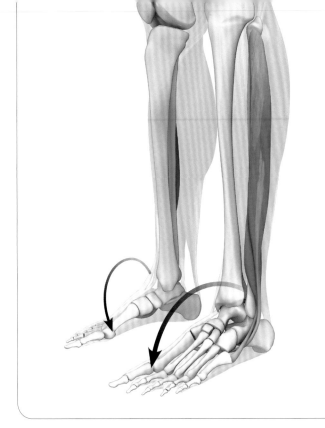

圖四　首先，足底腳球往下踩，藉此啟動小腿外側的腓骨長、短肌，固定雙腳。

圖五　再來，雙腳嘗試往兩旁拖曳（外展）。由於雙腳固定在瑜伽墊上，實際上不會挪移，但外展的嘗試卻會啟動闊筋膜張肌和臀中肌。闊筋膜張肌和臀中肌不但是髖關節的外展肌，也是髖關節的內旋肌。故此一訣竅可抵消臀大肌外旋的力道，令股骨向內旋轉。

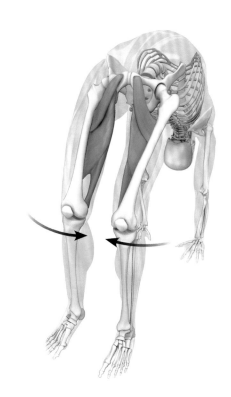

圖六　啟動大腿內側的內收肌，把雙腳膝關節拉向中間。記住，內收肌群會幫忙臀大肌外旋髖關節，導致雙腳膝關節分開。這就是為什麼我們在步驟五必須共同啟動闊筋膜張肌和臀中肌。

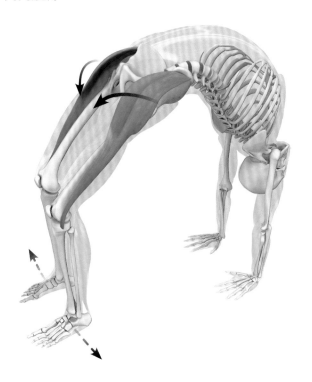

鎖印
BANDHAS

肌肉共同啟動也會在全身上下創造鎖印或「鎖」。這些鎖最後就成了體位焦點，不過，它們不僅是身體層面的焦點，也是心靈層面的焦點。鎖印還可穩定關節，刺激感覺神經，將體位特徵深深烙印在腦海中。誘發式伸展和共同啟動關係密切，皆可用來創造鎖印。

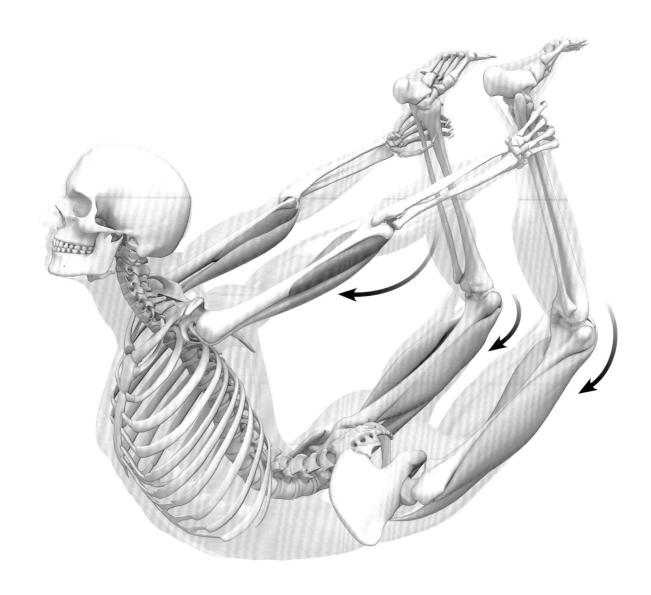

圖一　圖中説明該怎麼把共同啟動原理運用在弓式。收縮肱二頭肌和肱肌，以屈曲肘關節，同時也要啟動股四頭肌，以打直膝關節。結合這兩個動作，可穩定並加深體位。

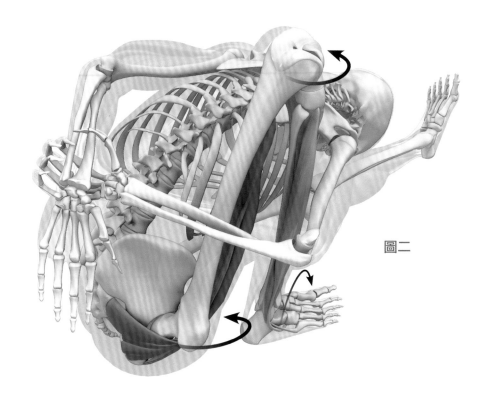

圖二

在聖哲馬利奇式一，軀幹朝一個方向轉，骨盆和下肢卻朝另一個方向轉，結合這兩個動作，可在軀幹創造鎖印，身體感覺被人「擰轉」一般。首先，彎曲腿的足底腳球用力往下踩，藉此啟動腓骨長、短肌。再啟動外側膕旁肌（即股二頭肌），令大腿和小腿彼此夾緊。接著，尾骨往內捲，啟動深層的髖

關節外旋肌，以外旋髖關節。共同啟動以上肌肉，可外旋彎曲腿這一側的髖關節（圖二）。髖關節保持外旋，然後腹部收縮，軀幹朝另一個方向轉（圖三）。觀察這一連串動作如何在腹部和骨盆處創造鎖印。

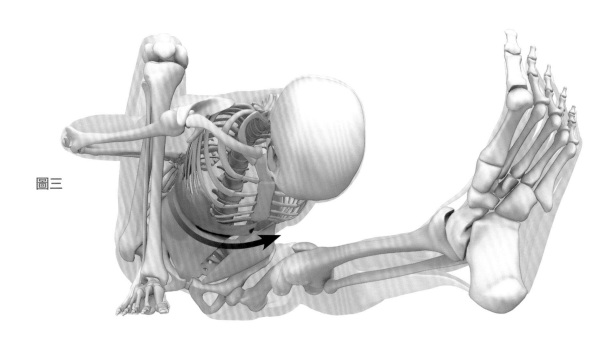

圖三

做後彎體位時，要用鎖印及肌肉共同啟動來保護腰椎，提高穩定度。例如練習駱駝式，要輕輕啟動腹肌（圖一）。啟動腹肌有三項好處，第一，可創造腹肌的誘發式伸展。第二，將腹腔內臟壓向腰椎，可有效支撐腰椎，避免它過度伸展，這就是腹腔的「氣囊效應」（圖二）。第三，啟動腹直肌，可拉動恥骨，使骨盆後仰，緩解腰椎過度伸展的情形。

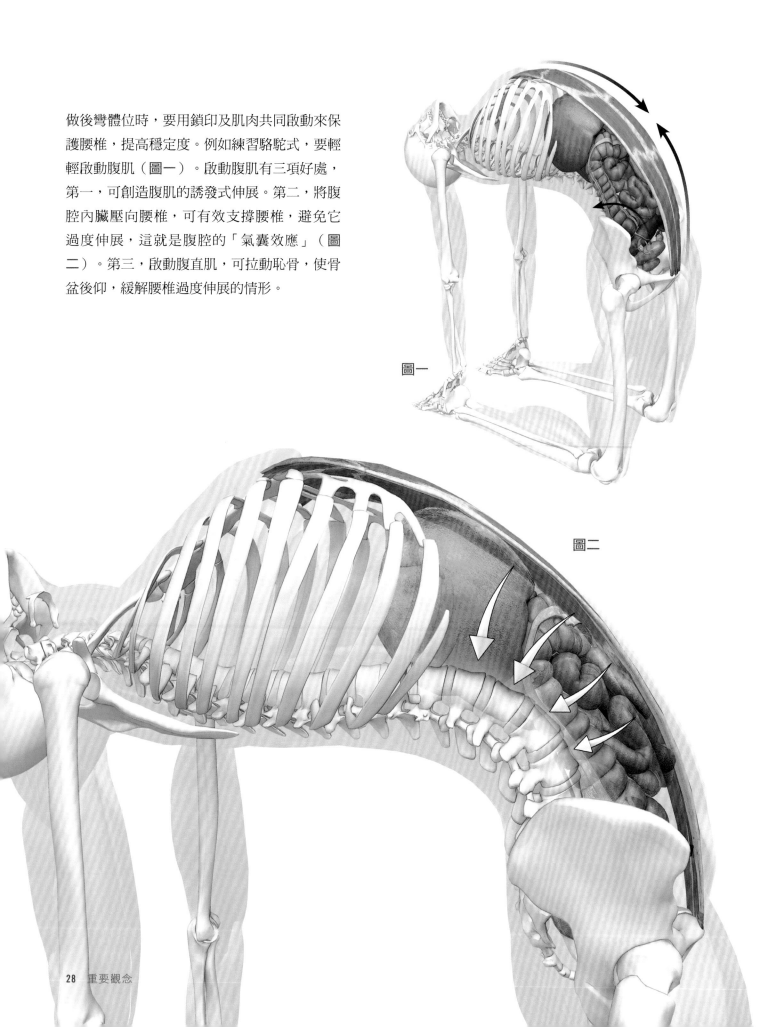

圖一

圖二

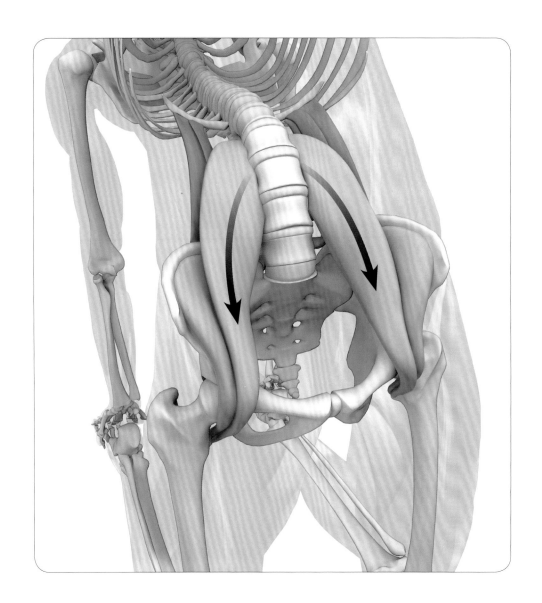

圖三　圖中顯示腰肌、腰方肌和腰椎的關係。拱下背，令腰
方肌收縮。腰方肌的神經跟腰大肌相連，故腰方肌收縮，腰
大肌也會自動啟動，兩塊肌肉一起撐住腰部。等你後彎到
底，然後試著稍微屈曲髖關節，善用三者之間的關係。因
為，拱下背原本就會使腰大肌收縮，若又屈曲髖關節，可加
強腰大肌收縮的力道。

鎖印瑜伽法則

每個體位都有獨特的形式與功效。在這個體位收縮的肌肉，到了其他體位可能就是伸展。因此，擁有一張地圖會很有幫助，因為地圖會指引你做到最理想的體位。不過上上之策還是自己培養能力，創造一張你個人的專屬地圖。鎖印瑜伽法則這一節，就是教你怎麼達成這項目標。

每個體位皆由五項要素構成，分別是：關節擺位、為了完成這些擺位而收縮的肌肉、為了完成這些擺位而伸展的肌肉、呼吸以及鎖印。你只要認識了關節擺位，就可以確認某一條肌肉是原動肌，進而啟動它。原動肌一收縮，便能調控出某個體位的樣子，然後再利用其他協同肌微調姿勢。原動肌既然已經確定了，你自然就曉得應該伸展哪些肌肉。最後再運用生理學技巧，拉長肌肉，增加肌肉的活動度，加深體位。

其次是呼吸。幾乎每個體位都有助於我們擴展胸腔。結合呼吸的輔助肌肉以及橫膈膜的動作，以增加胸廓的容積。這會促進血液含氧量，排除精微體的能量障礙。

鎖印則是最後的畫龍點睛。你只要共同收縮那些調控關節擺位的肌群，就能在全身上下創造鎖印。然後，把身體四肢鎖印連結到核心鎖印。這會穩定你的姿勢，使體位法的感受牢牢銘記在心裡。

鎖印瑜伽法則包含五個步驟，這些步驟教你辨識五項要素，解讀所有瑜伽體位。鎖印瑜伽法則是你的引路人，指引你創造一張結合科學與瑜伽的地圖。在這一節，我將以弓式為範例來講解。

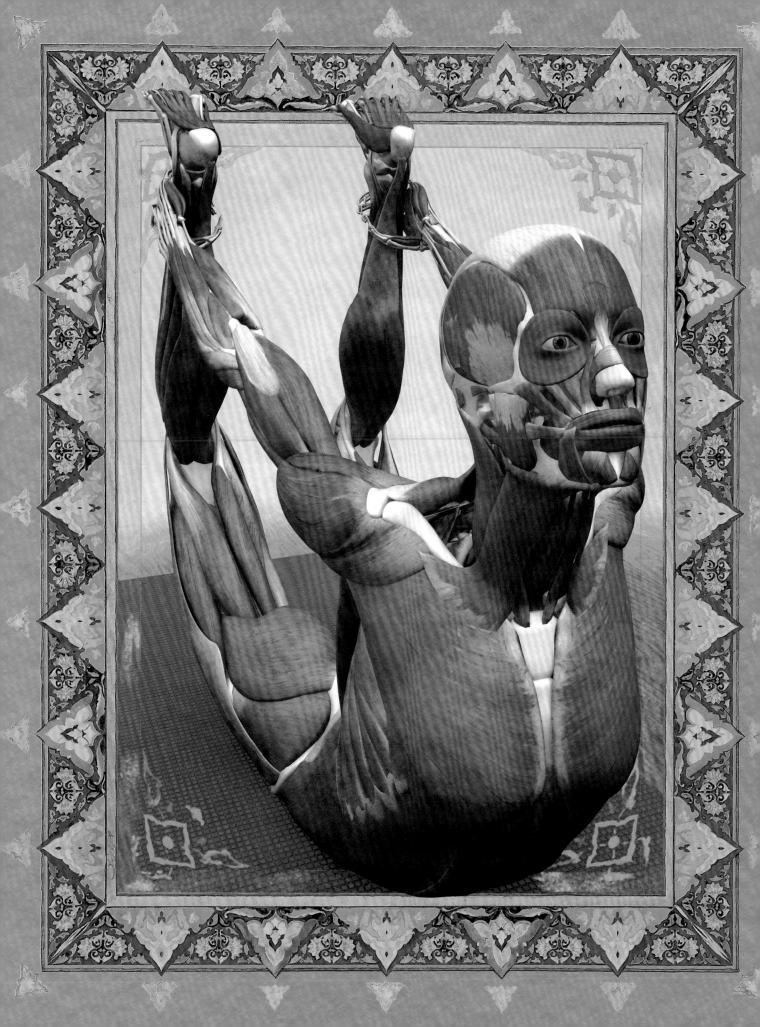

鎖印瑜伽法則

1

確認體位所使用的關節擺位

2

確認體位法中所使用的原動肌。
收縮這些肌肉，讓骨骼穩定，進入正位。

3

確認原動肌對應的拮抗肌。
然後伸展拮抗肌，以創造柔軟度。

4

擴展胸腔

5

創造鎖印

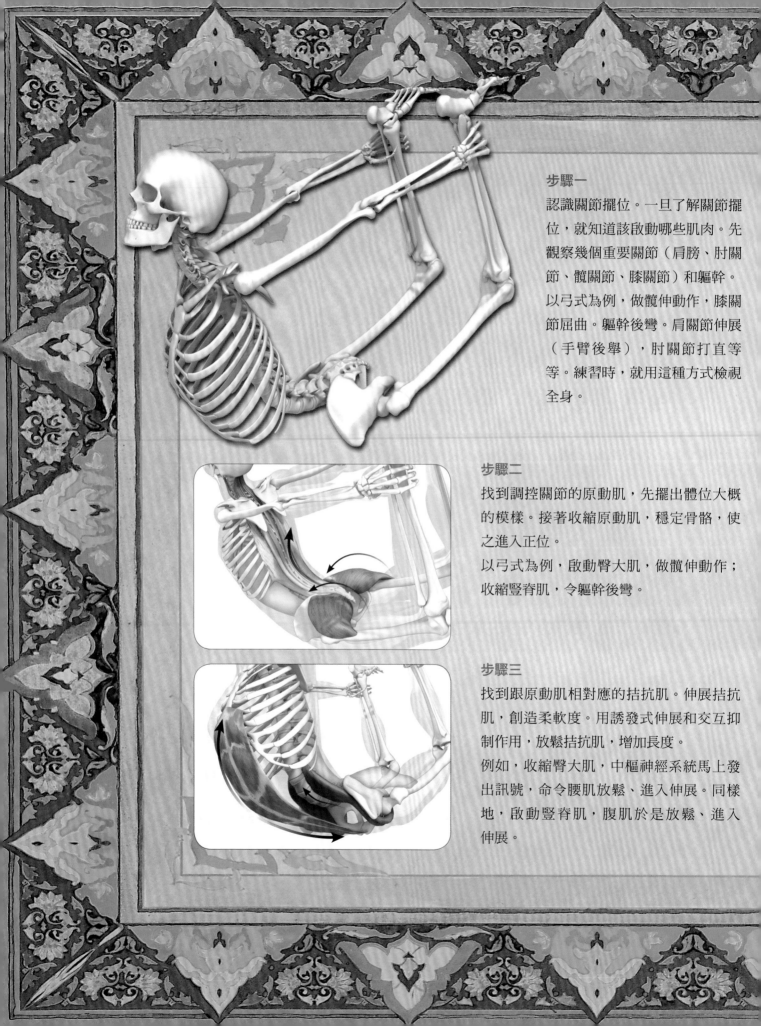

步驟一

認識關節擺位。一旦了解關節擺位，就知道該啟動哪些肌肉。先觀察幾個重要關節（肩膀、肘關節、髖關節、膝關節）和軀幹。以弓式為例，做髖伸動作，膝關節屈曲。軀幹後彎。肩關節伸展（手臂後舉），肘關節打直等等。練習時，就用這種方式檢視全身。

步驟二

找到調控關節的原動肌，先擺出體位大概的模樣。接著收縮原動肌，穩定骨骼，使之進入正位。
以弓式為例，啟動臀大肌，做髖伸動作；收縮豎脊肌，令軀幹後彎。

步驟三

找到跟原動肌相對應的拮抗肌。伸展拮抗肌，創造柔軟度。用誘發式伸展和交互抑制作用，放鬆拮抗肌，增加長度。
例如，收縮臀大肌，中樞神經系統馬上發出訊號，命令腰肌放鬆、進入伸展。同樣地，啟動豎脊肌，腹肌於是放鬆、進入伸展。

步驟四

擴展胸部。利用本書介紹的提示，訓練
自己單獨啟動呼吸輔助肌群。

例如，將兩塊肩胛骨拉向身體中線，再
啟動菱形肌和下斜方肌，將肩膀拉離耳
朵。接著收縮胸小肌和前鋸肌，以抬高
並擴展胸部。

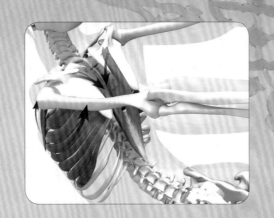

步驟五

創造鎖印。鎖印可「鎖住」或穩定姿勢，強化肌肉，刺激神經系統。

例如，啟動腓骨長、短肌，以外翻足部，鎖住「抓握」踝關節的動作。然後啟動股
四頭肌，嘗試打直膝關節。同時，收縮後三角肌以抬高手臂，收縮肱二頭肌和肱肌
以屈曲肘關節。以上所有動作停留一到兩個呼吸，去感覺這些動作如何加深後彎的
幅度，令弓式更形穩定。

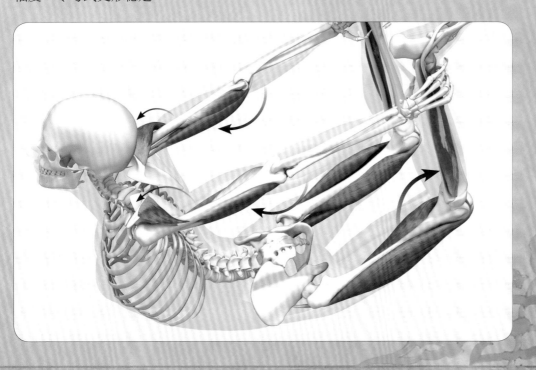

後彎體位
BACKBENDS

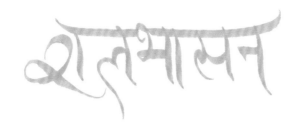

SALABHASANA
蝗蟲式

蝗蟲式看似簡單,其實它需要強勁的肌力跟良好的柔軟度才做得到。在蝗蟲式,我們會看到聯帶關節的節律(coupled joint rhythm),比如做髖伸動作時,骨盆會向後、向下傾斜(後傾)。同時,腰椎後彎,會帶動骨盆前傾,此舉可抗衡骨盆後傾的動作。蝗蟲式不同於駱駝式及弓式,因為上肢和下肢沒有直接連結,無法創造力舉。本書示範的版本,手背壓向地板,但從力學的角度看來,這無法施展多少力道抬舉胸部。因為前三角肌處於拉長的狀態(前三角肌位在身體前側,負責抬高手臂),從分子層次的角度看來,橫橋結構不利肌肉強力收縮。但不管如何,我們仍應嘗試看看,喚醒肩關節前側肌肉,並鍛鍊肌力。

臀肌把骨盆往後、往下拉,使之後傾,同時也會抬高股骨,伸展髖關節。由於膕旁肌的起端位在坐骨粗隆上,止端附著在小腿,故膕旁肌可協助臀肌完成以上動作。雙腳膝關節併攏,藉此啟動內收肌群。內收肌群最靠後側的肌肉是內收大肌,可協助膕旁肌和臀大肌伸展股骨。不僅如此,以內收肌群併攏膝蓋,也可強化其他肌肉收縮的力道(臀大肌和膕旁肌),此一現象叫做肌肉徵召(recruitment)。

由於全身重量落在腹部,難免會擠壓腹腔內臟,提高腔內壓力。這形成一股輕微的阻力,將橫膈膜由下往上推,強化橫膈膜。一旦進入深層的體位,記得稍微啟動腹直肌和腹橫肌,以創造腹腔「氣囊效應」,藉此保護腰椎,穩定姿勢。

重要關節擺位

- 肘關節打直
- 前臂旋前
- 膝關節打直
- 踝關節蹠屈
- 肩關節伸展
- 髖關節伸展、內旋、內收
- 軀幹後彎

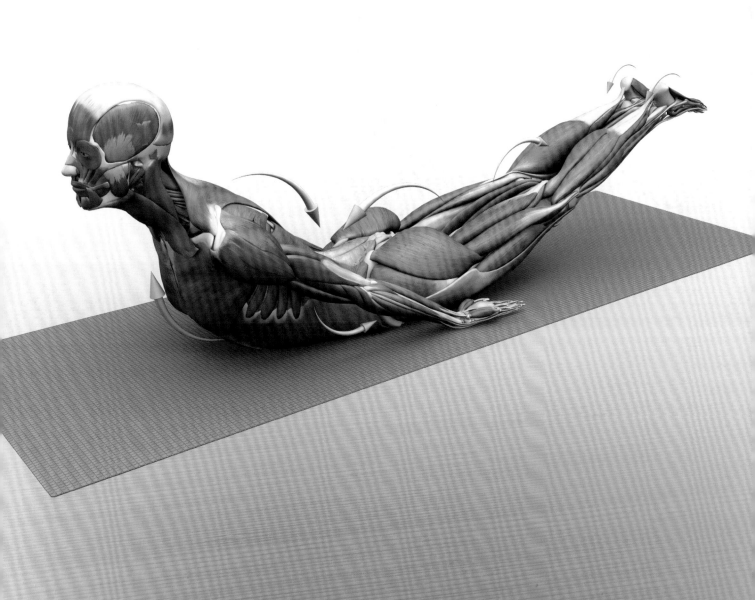

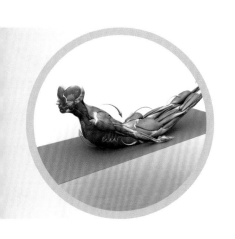

蝗蟲式的準備動作

把蝗蟲式拆成幾個步驟。右頁第一張圖，手臂跟胸部抬高，骨盆跟大腿則留在地板上。仔細感覺此一變化式啟動哪些肌肉。第二張圖，單獨啟動下半身以抬高雙腳，手臂和胸部則留在地板上。第三張圖，前臂放在墊子上，手肘嘗試往骨盆的方向「推」，去感覺這如何打開胸部。雙腳抬高、夾緊。第四張圖，可在胸口或大腿底下放塊瑜伽枕或毯子，強化背部肌肉，以醞釀完成式所需的力道。

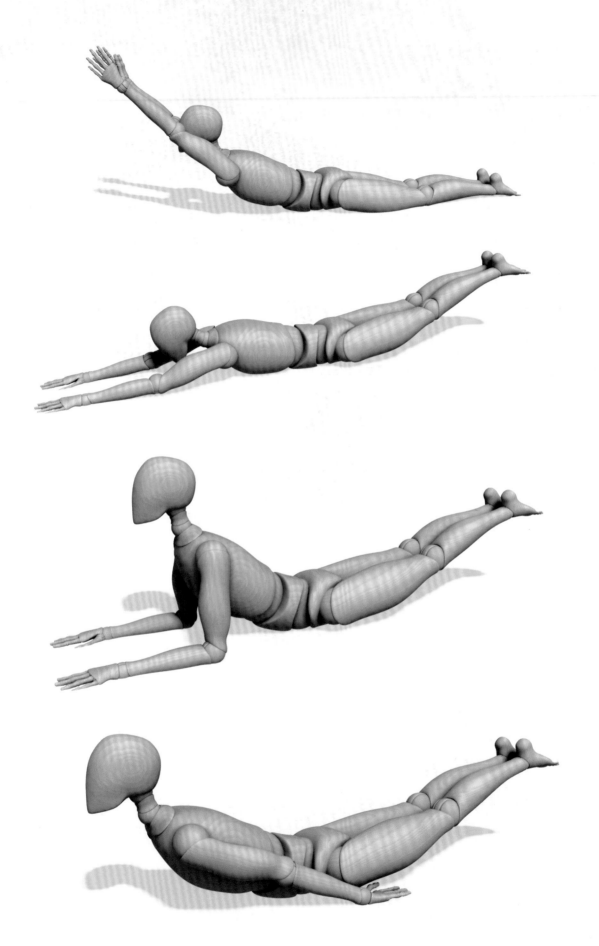

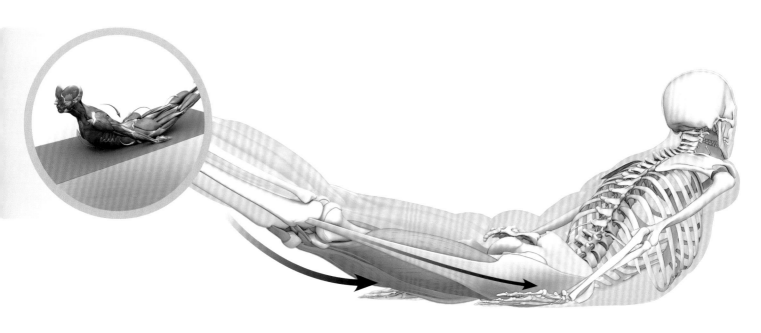

▲**步驟一** 啟動股四頭肌，以打直膝關節。闊筋膜張肌是協同肌，可協助股四頭肌打直膝關節。不過，凡是用臀大肌做髖伸動作的體位，小腿容易向外轉，導致膝蓋面朝外，但理想上，我們希望膝蓋保持中位。故須啟動闊筋膜張肌，以內旋股骨，抗衡小腿外旋的力道。單獨啟動闊筋膜張肌的訣竅是，想像你把足底外緣壓向一塊固定物，像是要把腳拖離身體中線，這會啟動闊筋膜張肌和臀中肌的外展纖維。然後，併攏雙腳膝關節，以抵抗外展的力道，觀察這如何內旋大腿，將膝蓋轉回正中央。

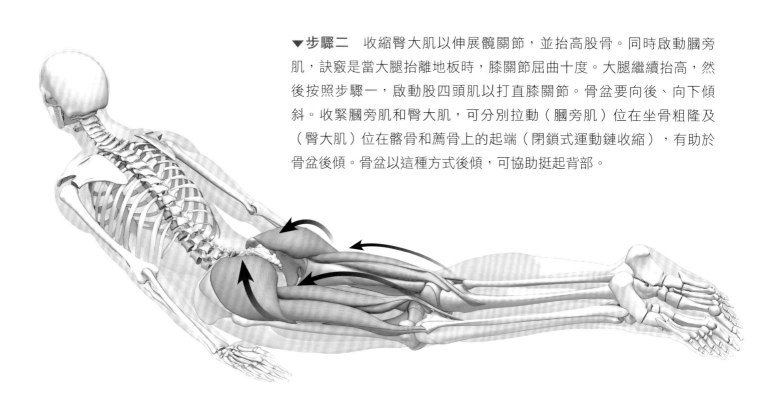

▼**步驟二** 收縮臀大肌以伸展髖關節，並抬高股骨。同時啟動膕旁肌，訣竅是當大腿抬離地板時，膝關節屈曲十度。大腿繼續抬高，然後按照步驟一，啟動股四頭肌以打直膝關節。骨盆要向後、向下傾斜。收緊膕旁肌和臀大肌，可分別拉動（膕旁肌）位在坐骨粗隆及（臀大肌）位在髂骨和薦骨上的起端（閉鎖式運動鏈收縮），有助於骨盆後傾。骨盆以這種方式後傾，可協助挺起背部。

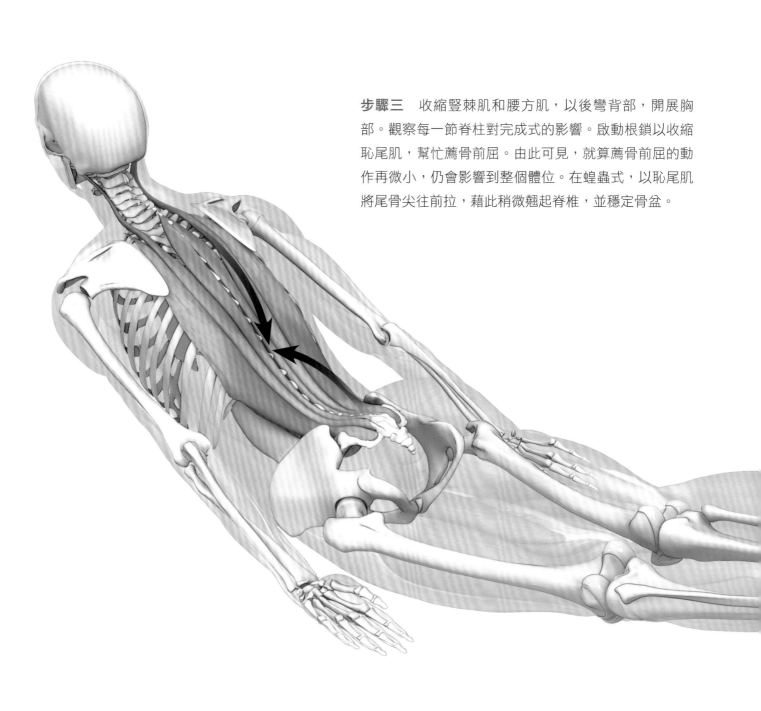

步驟三 收縮豎棘肌和腰方肌，以後彎背部，開展胸部。觀察每一節脊柱對完成式的影響。啟動根鎖以收縮恥尾肌，幫忙薦骨前屈。由此可見，就算薦骨前屈的動作再微小，仍會影響到整個體位。在蝗蟲式，以恥尾肌將尾骨尖往前拉，藉此稍微翹起脊椎，並穩定骨盆。

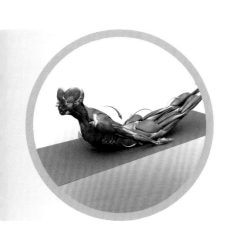

▶ **步驟四** 收縮棘下肌和小圓肌，以外旋肩
關節。收緊下斜方肌，把肩胛骨往下背拉。
注意到了嗎？這兩個動作一結合，可令胸部
向前開展。

▶ **步驟五** 收縮肱三頭肌，以打直肘關節。手背
壓向瑜伽墊，藉此抬高胸部，這會啟動前三角肌。
胸部一抬高，馬上收縮背肌（包括豎脊肌），以維持抬胸
的姿勢。然後收緊後三角肌，令肱骨後舉，做肩伸展動作，雙
手抬離地板。

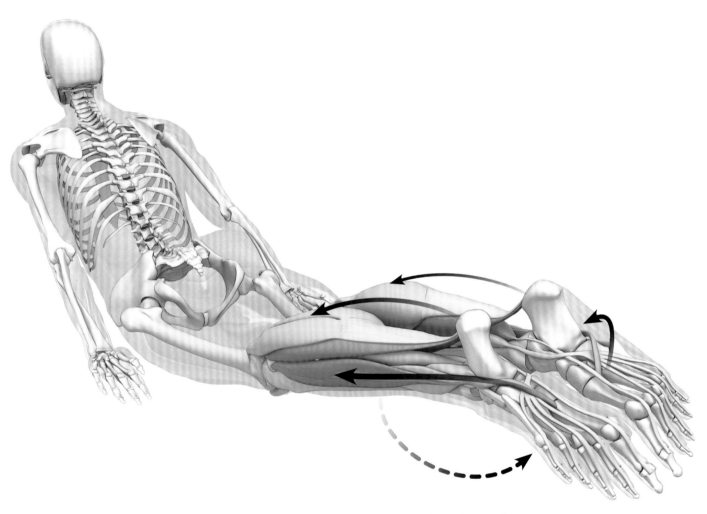

步驟六　蹠屈踝關節，腳尖向後指，足底面朝上。這會啟動腓腸肌／比目魚複合肌。稍微啟動小腿外側的腓骨長、短肌，以外翻踝關節。再輕輕收緊脛後肌，形成內翻的力道，以抗衡外翻的動作。這三個動作一結合，可穩定踝關節、打開足底，刺激足底小脈輪。

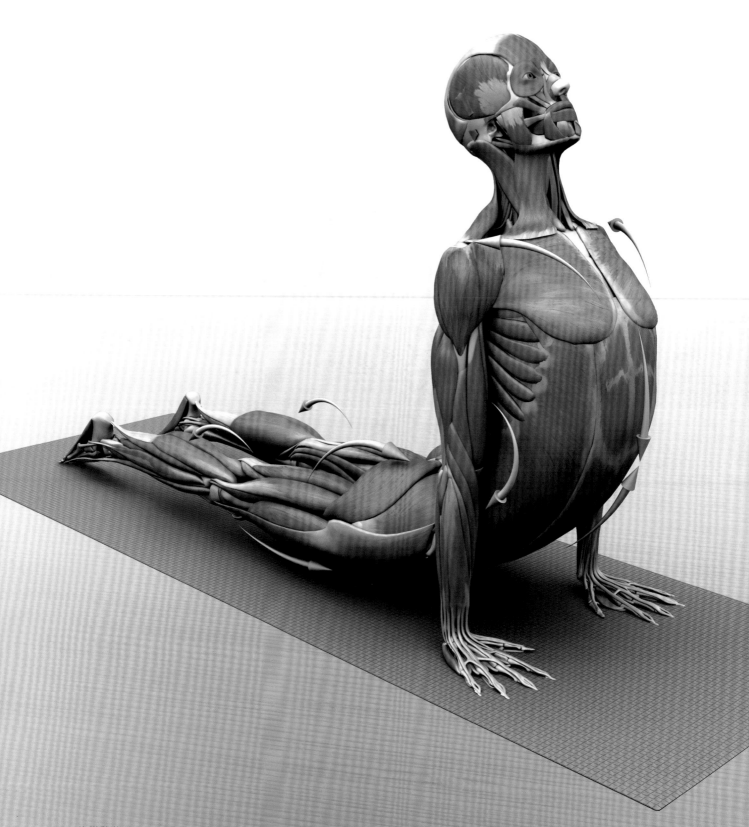

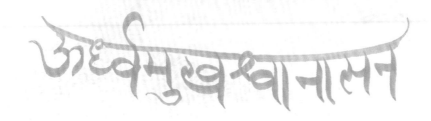

URDHVA MUKHA SVANASANA
上犬式

在上犬式，背部後彎的目的是為了伸展身體前側。每個解剖構造都是瑜伽體位不可或缺的一部分。先觀察身體個別部位，了解單一區塊對遠端部位的影響。例如打直肘關節，你要推敲此動作如何後彎背部、帶給足背更多壓力。足部屈曲時，要留意這對骨盆前側的影響。肩關節向後繞轉時，須觀察這對胸部的影響——它如何開展胸部、將骨盆往前拉。檢視練習可運用在任何體位上，因為瑜伽重視的是整體運作，而非局部動作。

重要關節擺位

- 膝關節打直
- 踝關節蹠屈
- 髖關節伸展、內旋、內收
- 肘關節打直
- 前臂旋前
- 肩關節伸展、外旋
- 軀幹後彎

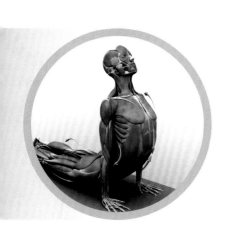

上犬式的準備動作

大腿放在地板上。一開始，手肘彎曲，嘗試往骨盆方向「推」，將胸口往前送。肩胛骨向後、向下繞轉。先啟動肱三頭肌，以打直肘關節。指丘（指頭跟手掌交會處）壓向地板，令腕關節屈曲。這些動作可強化肱三頭肌及前臂肌肉。胸部抬高，向前擴展。

最後才打直手臂，並伸直膝關節，將骨盆抬離瑜伽墊。雙手要像肘關節那樣，嘗試往後推。這會從背部的中、下段把胸口往前拉。

以下圖的伸展動作，來拉長腰肌及其協同肌（協助髖屈曲），為下犬式預作準備。

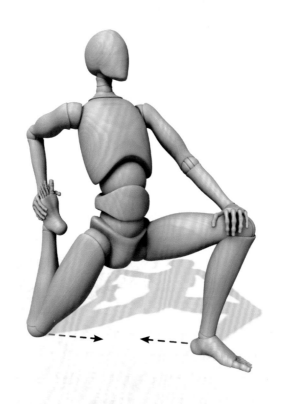

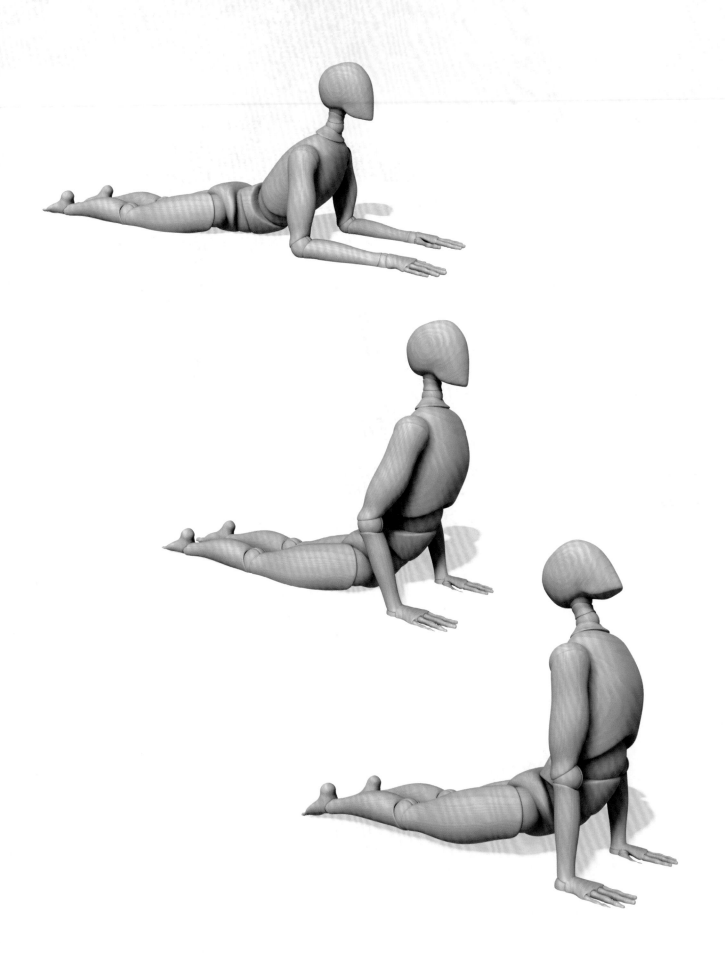

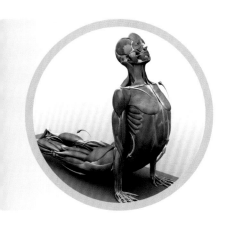

步驟一　收緊豎脊肌，以後彎脊柱。啟動臀大肌和臀中肌，令股骨往上抬，做髖伸動作。啟動根鎖，以收縮恥骨肌和梨狀肌，令薦椎前屈，讓薦椎跟骨盆進入正位。可是收縮臀大肌，股骨會自動跟著往外轉，所以步驟二教我們啟動闊筋膜張肌和臀中肌前側的纖維，以抗衡股骨外旋的力道。嘗試併攏大腿，藉此啟動內收大肌，並協助臀大肌做髖伸動作。

▶ 步驟二　啟動股四頭肌，以伸展膝關節。上犬式跟蝗蟲式一樣，股四頭肌裡頭的股直肌會拉動骨盆，令骨盆前傾。啟動闊筋膜張肌，以協助股四頭肌肉打直膝關節。但在臀大肌外旋力道帶動下，大腿容易向外繞轉。為抵抗外旋的力道，足背壓向地板，嘗試把雙足拉離身體中線。這會啟動闊筋膜張肌和臀中肌，令股骨內旋，以利膝蓋骨正面朝向地板。

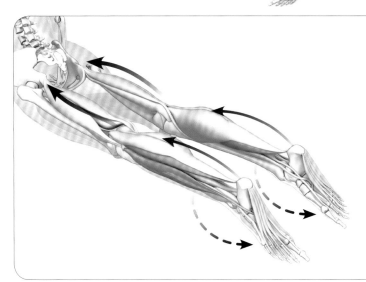

步驟三　收縮腓腸肌／比目魚複合肌，以蹠屈踝關節。啟動小腿外側的腓骨長、短肌，以外翻足部，抗衡足跟外旋的力道。啟動的訣竅是，當你啟動臀大肌和股四頭肌時，足底腳球同時出力向下壓，遠離骨盆。啟動脛後肌群，以內翻的動作平衡足部外翻的力道，穩定踝關節。兩腿嘗試抬離地板，藉此啟動膕旁肌。

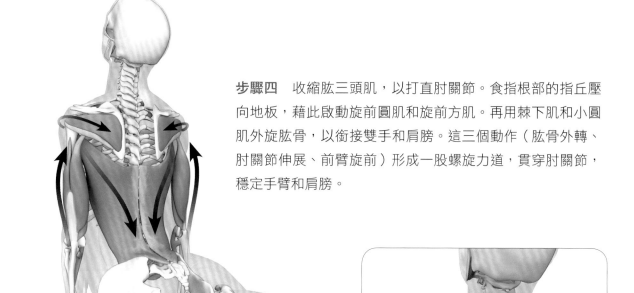

步驟四　收縮肱三頭肌，以打直肘關節。食指根部的指丘壓向地板，藉此啟動旋前圓肌和旋前方肌。再用棘下肌和小圓肌外旋肱骨，以銜接雙手和肩膀。這三個動作（肱骨外轉、肘關節伸展、前臂旋前）形成一股螺旋力道，貫穿肘關節，穩定手臂和肩膀。

▶ **步驟五**　收緊菱形肌，把兩塊肩胛骨拉向身體中線，以開展胸部。肩胛骨固定好，保持內收，準備進入步驟六。

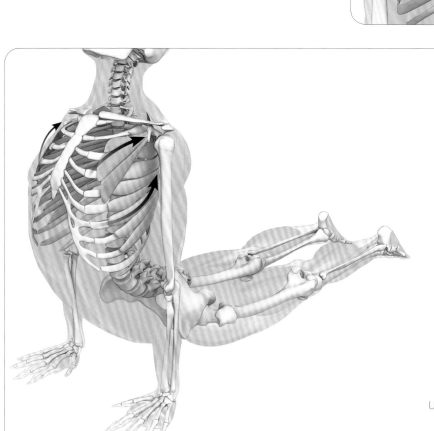

步驟六　最後，收縮胸小肌和前鋸肌以擴張肋骨。在步驟五，我們以菱形肌穩定肩胛骨。肩胛骨保持內收，而肩膀嘗試向前繞轉。由於肩胛骨被菱形肌拴住，此一嘗試創造了胸小肌的閉鎖鍊收縮，將其附在胸廓上的起端往上拉，擴展胸部。收縮前鋸肌，令胸部向外擴張。啟動前鋸肌的訣竅是，想像兩隻手臂抵住門框、向外推。

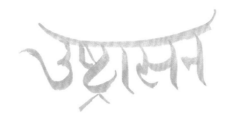

USTRASANA
駱駝式

駱駝式的重點是背部後彎，以伸展身體前側肌肉。肩膀向後拉，以銜接手掌和足底。膝關節像個力矩支點，撐起身體，把軀幹往前拉，加深體位。在駱駝式，大腿容易向後倒，縮小大腿跟小腿的角度，故須收縮股四頭肌以打直膝關節，把大腿拉到跟地板垂直的角位，加深後彎（尤其在雙手握住足底的時候）。別忘了回到誘發式伸展單元，複習一下應如何單獨伸展肩關節和髖關節的前側，以改善體位。

觀察局部動作怎麼協調搭配，以利加深體位。例如，肩關節伸展（手臂向後舉），膝關節打直（撐開大腿與小腿的角度），兩個動作結合起來可加深背部後彎的深度。然後啟動腹肌，創造腹腔「氣囊效應」，避免腰椎過度後彎，以保護下背。

重要關節擺位

- 膝關節屈曲
- 踝關節蹠屈
- 髖關節伸展、內旋、內收
- 軀幹後彎
- 肩關節伸展
- 肘關節打直
- 前臂旋後

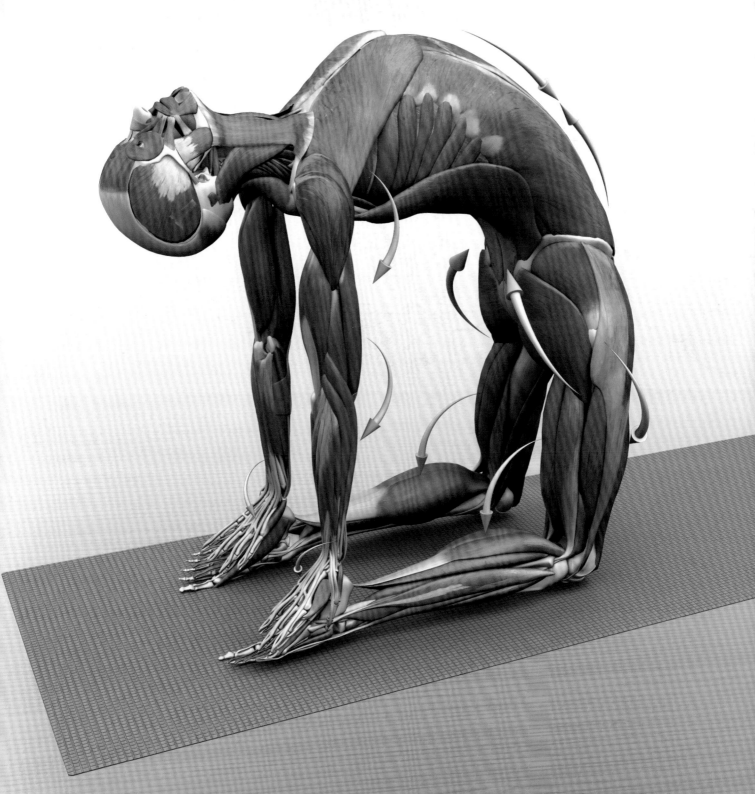

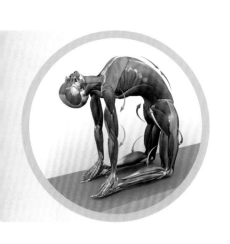

駱駝式的準備動作

雙手搭在髖部，兩臂肘關節向後拉、往中間靠攏。雙手下壓髖部，以挺起胸部。然後，脊椎伸展成一弧線。駱駝式屬於進階體位，不妨先練難度較低的過渡姿勢，以鍛鍊拱背所需的肌肉（豎脊肌和腰方肌）。收縮股四頭肌，以打直膝關節，令大腿垂直地面。小腿壓向地板，嘗試打直膝關節，練習緩慢進入及緩慢解開動作。此一動作利用槓桿原理，撐直身體。

等平衡感變好，兩隻手臂往足部的方向對稱向後下垂。手要是碰不到腳，繼續留在髖部。等身體夠柔軟，手掌再放到足底上。身體後仰時，避免轉動身體。因為脊椎後彎期間，若意外轉動，很可能造成傷害。練習時，呼吸保持輕柔而穩定。

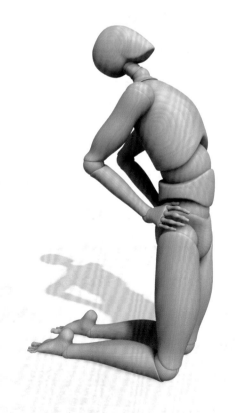

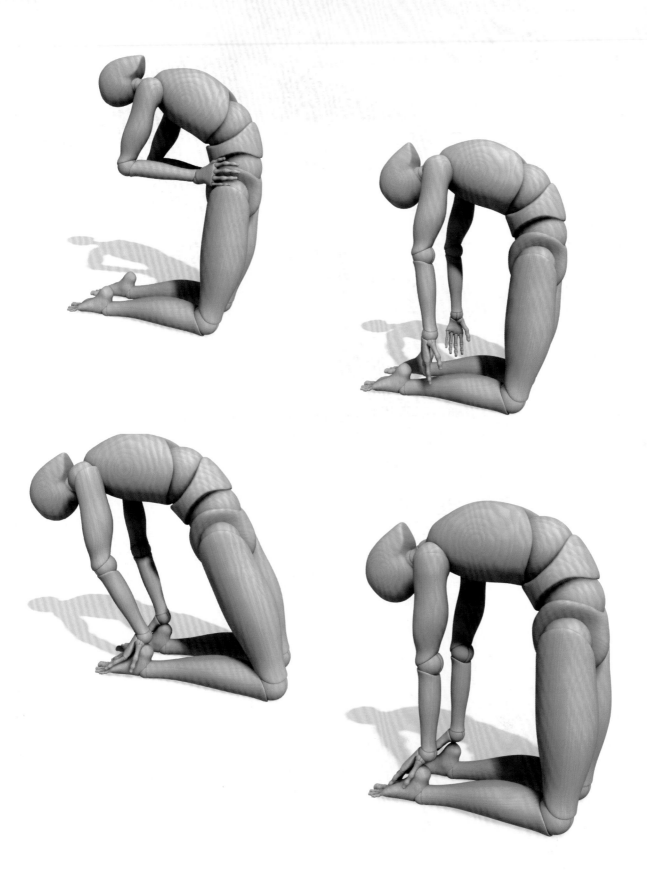

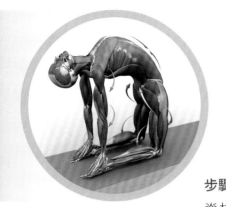

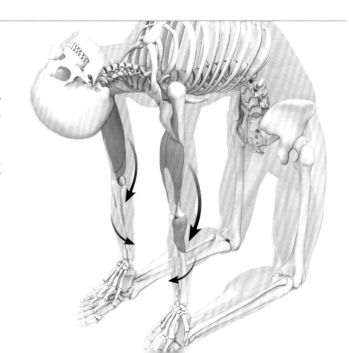

步驟一　啟動豎脊肌和腰方肌，令整根脊柱均勻向後彎。觀察豎脊肌和腰方肌如何銜接骨盆的薦骨跟髂骨。背部後彎，會形成腰椎骨盆節律（lumbopelvic rhythm），骨盆進入前傾的姿勢。

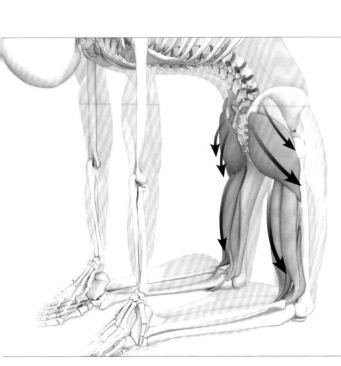

步驟二　啟動臀大肌，做股骨後抬的髖伸動作。不過，收縮臀大肌也會造成骨盆後傾，骨盆向後、向下傾斜。如此一來，骨盆被臀大肌拉動的方向，剛好跟步驟一背部肌肉所拉動的方向背道而馳。方向雖然相反，但兩股力量一結合，可穩定骨盆。臀中肌後側三分之一段纖維，可協助臀大肌將骨盆向後、向下拉。骨盆後傾的動作，也可緩解腰椎過度後彎的現象。膕旁肌是協同肌，令骨盆向後、向下傾斜，並加強髖伸動作（當小腿固定在墊子上的時候）。隨著體位逐漸加深，記得放鬆膕旁肌，否則它們會屈曲膝關節，導致大腿往後倒，難以保持垂直。

步驟三　啟動後三角肌，做手臂後舉的肩伸動作。記得回到肌肉單獨啟動一節，複習肩伸展動作。收縮棘下肌和小圓肌，以外旋肩關節。用肱三頭肌來打直肘關節，收縮前臂的旋後肌以旋轉手掌，令手掌外側先下按足部。然後，將食指根部指丘壓向足底，藉此啟動前臂的旋前圓肌和旋前方肌，以平衡旋後的動作。

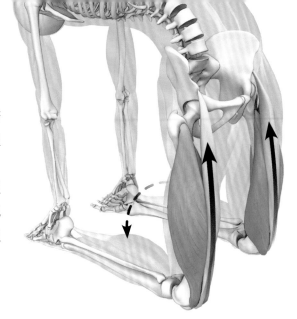

步驟四 骨盆若往小腿倒，大家直覺反應是啟動臀部肌肉，將骨盆往前推。但這只會把骨盆拉得更後面，因為臀大肌一收縮，骨盆會向後、向下傾斜。不如改採右圖的方式，動作較不明顯，效果卻更好：啟動股四頭肌，以增加大腿跟小腿的角度，把骨盆撐起來、往前移。啟動股四頭肌的訣竅是，足背壓向地板，好像要打直膝關節的感覺。

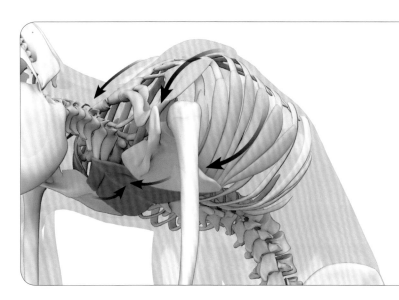

步驟五 收縮菱形肌，令兩塊肩胛骨往身體中線內收，胸部向上打開。然後，啟動胸小肌和前鋸肌，以擴展肋骨。啟動胸小肌的訣竅是，兩塊肩胛骨內收、固定在脊椎處，然後肩關節嘗試向前繞轉。肩關節實際上不會移動，收縮的力道會傳至肌肉起端（附著在胸廓上），進而提起胸廓。啟動前鋸肌的方法是，同樣將肩胛骨固定在中間，想像兩隻手臂抵住門框向外推。

步驟六 最後啟動腹直肌，駱駝式就大功告成啦！腹直肌一收縮，產生腹腔「氣囊效應」，提高腹內壓，有效支撐腰椎。腹直肌也會把恥骨聯合（pubic symphysis）往上提，協助臀大肌後傾骨盆，避免腰椎過度後彎。用恥尾肌和梨狀肌來啟動根鎖，令薦骨前屈。如此一來，薦骨跟髂骨成一直線，避免腰椎過度伸展。

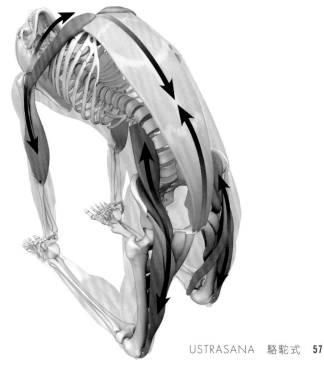

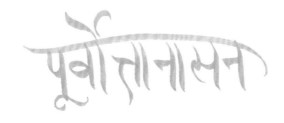

PURVOTTANASANA
反向棒式

本書以循序漸進的方式來安排後彎體位的介紹順序，接下來要講解反向棒式。一開始我們先介紹蝗蟲式，中間經過上犬式，再繼續往弓式和駱駝式邁進。弓式和駱駝式都是肩膀向後伸展遠離背部且手腳相連的動作。反向棒式則是靠瑜伽墊來銜接上肢和下肢。

在反向棒式，我們結合了伸展上半身跟抬高骨盆，以拉長身體前側，並強化背部運動鏈。打直肘關節，伸展上手臂，藉此打開胸部。足底壓向地板，打直膝關節，構成一座銜接下半身的橋梁；骨盆則往天花板的方向抬高。臀部往上抬，加深髖伸動作，尾骨向內捲（後傾），藉此打開骨盆前側。頸部不用力，頭部輕鬆後仰，讓腦袋休息。

重要關節擺位

- 肩關節伸展、外旋
- 肘關節打直
- 前臂旋前
- 軀幹與頸椎伸展

- 髖關節伸展、內旋、內收
- 膝關節打直
- 踝關節蹠屈

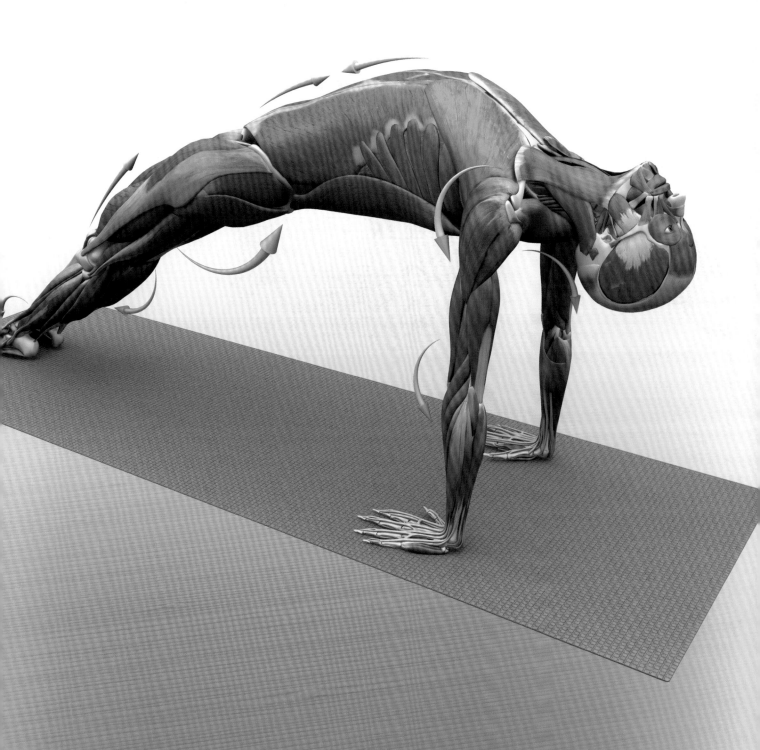

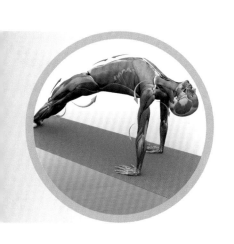

反向棒式的準備動作

做反向棒式,須伸展髖部前側的屈肌,即腰肌及其協同肌。進入反向棒式前,可先練習下圖的動作(誘發式伸展),以單獨伸展跟拉長髖屈肌。

首先,手臂向後打直,遠離身體,掌心牢牢固定在墊上。小心不要過度折腕。腕關節若是感覺疼痛,就稍微彎曲肘關節,縮小腕關節伸展的幅度。挺胸。再啟動臀部肌肉和膕旁肌,抬高骨盆。現階段膝關節先保持彎曲,小腿垂直地板。胸部向上打開,肘關節伸展,頭部輕鬆後仰。身體若還沒準備好,就繼續留在預備動作。

最後,兩腳慢慢往前走,打直膝關節。踝關節蹠屈,把足底壓向瑜伽墊。抬高臀部,擴展胸部。離開時,膝關節和肘關節彎曲,身體慢慢回到地板,小心解開動作。

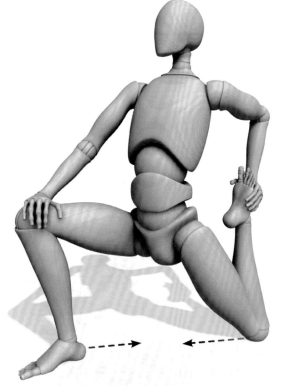

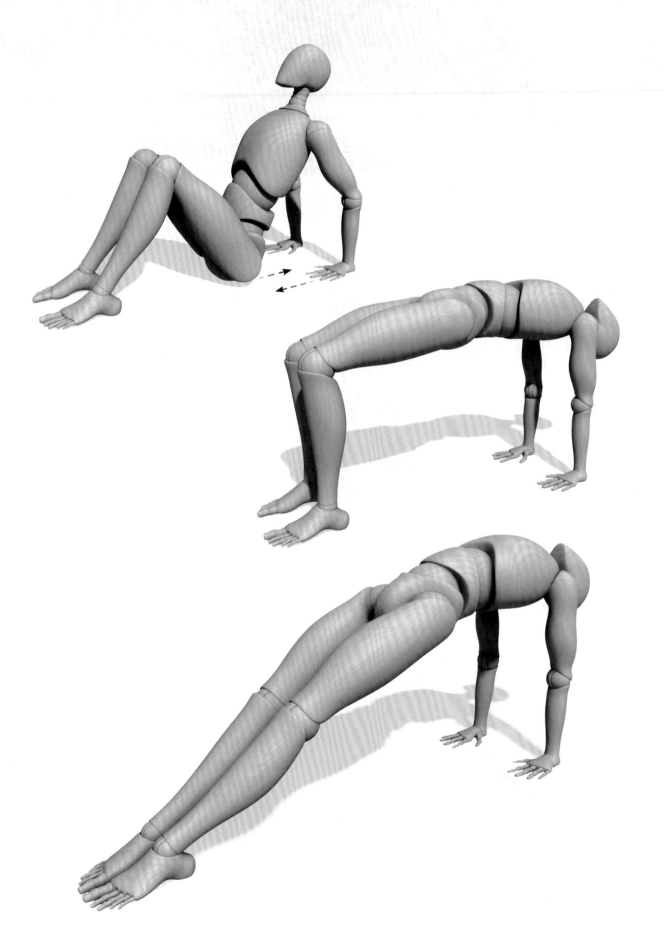

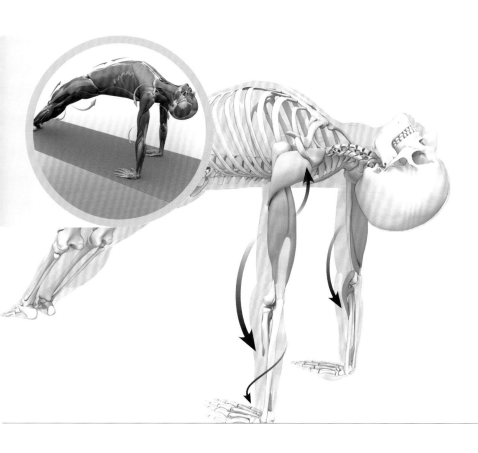

步驟一 前臂旋前，腕關節屈曲，將手掌壓向瑜伽墊。啟動旋前圓肌和旋前方肌，將食指根部的指丘壓向地板。啟動肱三頭肌，以打直肘關節。收縮後三角肌，做肩伸展動作，令肱骨遠離肩盂肱骨關節（glenohumeral joint）後側。啟動棘下肌和小圓肌，令肱骨外旋。由於前臂已內旋，再加上這個外旋的動作，創造了一股螺旋狀的穩定力量，一路從肩關節，通過肘關節，直抵手掌。

步驟二 啟動臀大肌、臀中肌和臀小肌，加強髖伸動作，令骨盆向後、向下傾斜，進入後傾的姿勢。收縮豎脊肌和腰方肌，以挺起背部。啟動膕旁肌，幫忙把足底壓向瑜伽墊，形成一股向上的力量，有助於抬高骨盆。

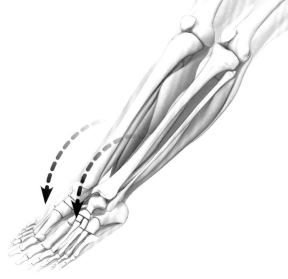

步驟三 啟動腓腸肌和比目魚肌，以蹠屈踝關節，令足底壓向地板。這動作必須拉長腓腸肌和比目魚肌的拮抗肌，即位在小腿前側的脛前肌、伸拇趾長肌和伸趾長肌，這三塊肌肉主掌踝關節背屈的動作。英雄式和單腿跪伸展式，可有效伸展這三塊肌肉。啟動腓骨長、短肌（主掌踝關節外翻的動作），將足底腳球壓向瑜伽墊。啟動脛後肌，將重量分散至足底外緣。同時在踝關節創造外翻及內翻的力道，有助於穩定足部，讓重量均勻分布整個足底。

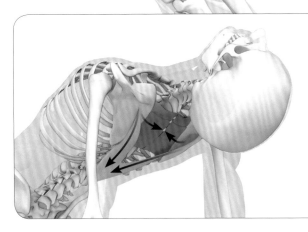

步驟四 收縮股四頭肌和闊筋膜張肌,以打直膝關節。由於足底固定在墊上,無法挪移,收縮的力道於是轉而抬高骨盆。凡是後彎體位,都會出現大腿外旋的情況,故收縮闊筋膜張肌,可抗衡大腿外旋的力道,保持膝蓋面朝上。啟動闊筋膜張肌的訣竅是,雙腳壓向瑜伽墊,再嘗試往兩旁拖曳(外展)。雙腳實際上不會挪移,但這項嘗試卻可啟動闊筋膜張肌和臀中肌的內旋纖維,將大腿向內轉。

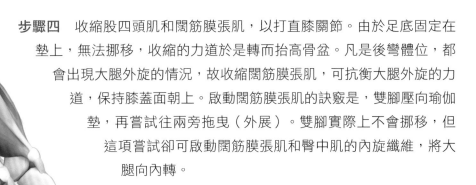

步驟五 收縮菱形肌和下三分之一段的斜方肌,把兩塊肩胛骨拉向身體中線,使肩膀遠離頸部。這令頸椎放鬆,頭部後仰,胸部向上開展。

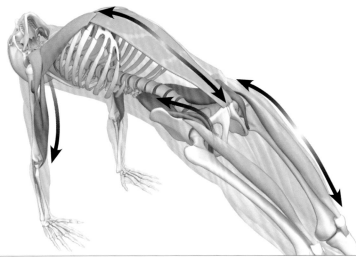

總結

結合以上動作,可伸展身體前側肌肉。伸展腳趾的足背肌肉,和小腿前面的脛前肌。股直肌雖是股四頭肌的收縮肌之一,但做髖伸動作時,股直肌也會隨之伸展開來。在反向棒式,膝關節一打直,股直肌便離心收縮。腰肌及其協同肌(髖屈肌)也被拉長了,預做髖屈肌的誘發式伸展,可強化髖伸動作。腹肌被拉長了;但在這個後彎體位,你應輕輕啟動腹肌,產生腹腔「氣囊效應」,避免腰椎過度伸展。手臂向下打直時,胸大肌和前三角肌處於伸展的狀態。手肘打直時,肱二頭肌和肱肌處於伸展的狀態。

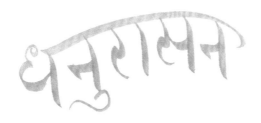

DHANURASANA
弓式

在弓式，銜接上肢骨和下肢骨（手腳）以撐起中軸骨骼（脊柱）。雙手抓住踝關節在此屬於次要動作，目的是協助我們完成核心動作，即伸展身體前側。

做肩伸展動作，以抬高雙腳，手臂宛如一條弓弦。抬高手臂，屈曲肘關節，藉此拉緊弓身（股骨、骨盆和軀幹）。不過，須同時伸展弓身，以抵抗屈肘、舉臂的動作，創造鎖印。然後，慢慢伸展髖關節，並打直膝關節，這會拉動手臂，加深脊椎後彎的幅度。結合以上動作，可加深並穩定姿勢。我在準備動作提供好幾個誘發式伸展，可拉長髖部和肩膀前側肌肉，進入弓式前，不妨多加利用，鍛鍊這些身體部位。

所有次要動作皆可幫助你完成最後的姿勢。例如，先牢牢握住踝關節，再屈曲肘關節。雙手一抓緊，可招募更多肘屈肌（肱二頭肌和肱肌）纖維。屈曲肘關節，打直膝關節，可加深身體前側伸展的幅度及後側彎曲的幅度。

重要關節擺位

- 肩關節伸展
- 肘關節打直
- 前臂旋前
- 髖關節伸展、內旋、內收
- 膝關節打直
- 踝關節背屈（伸展）
- 軀幹後彎

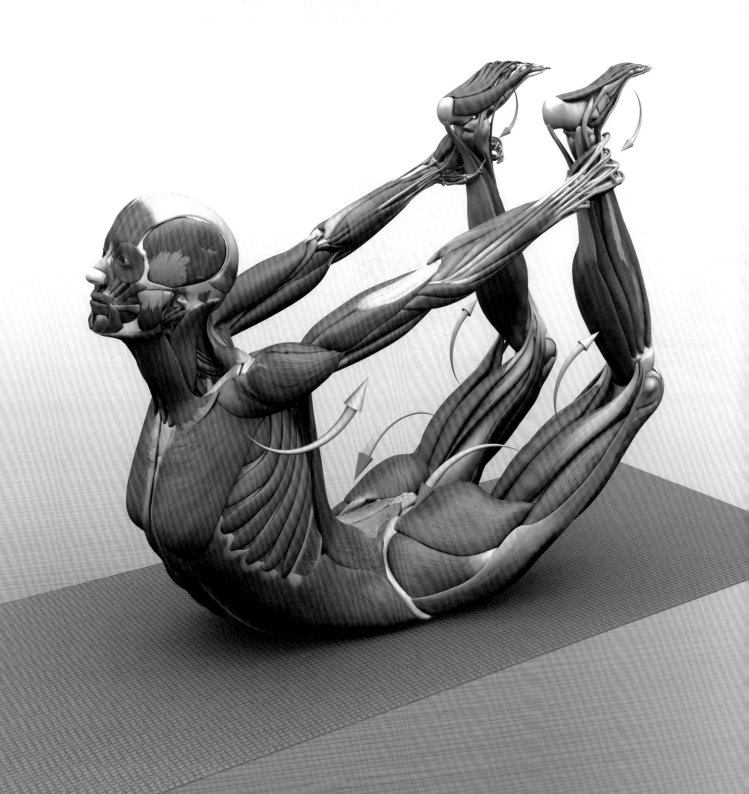

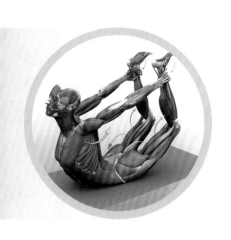

弓式的準備動作

俯臥地板，膝關節彎曲，雙手握住踝關節。如有必要，可用瑜伽繩套住踝關節。臀部肌肉（臀大肌）夾緊，先擺出體位大概的模樣，包括脊椎後彎和髖伸動作。雙手握牢，踝關節背屈，這樣可「鎖」住上肢骨和下肢骨。

大腿底下墊塊瑜伽枕。接著，把瑜伽枕從大腿底下移開，改墊在胸部的下半部，你會發現伸展的方式改變了。最後，打直膝關節以抬高兩腿，並拱背。解開動作時，彎曲膝關節，兩腿慢慢回到地板上。鬆開雙手。

利用下圖的誘發式伸展，分別拉長肩屈肌和髖屈肌，預作準備。

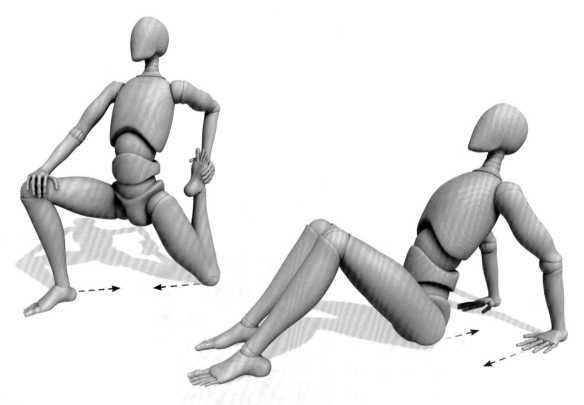

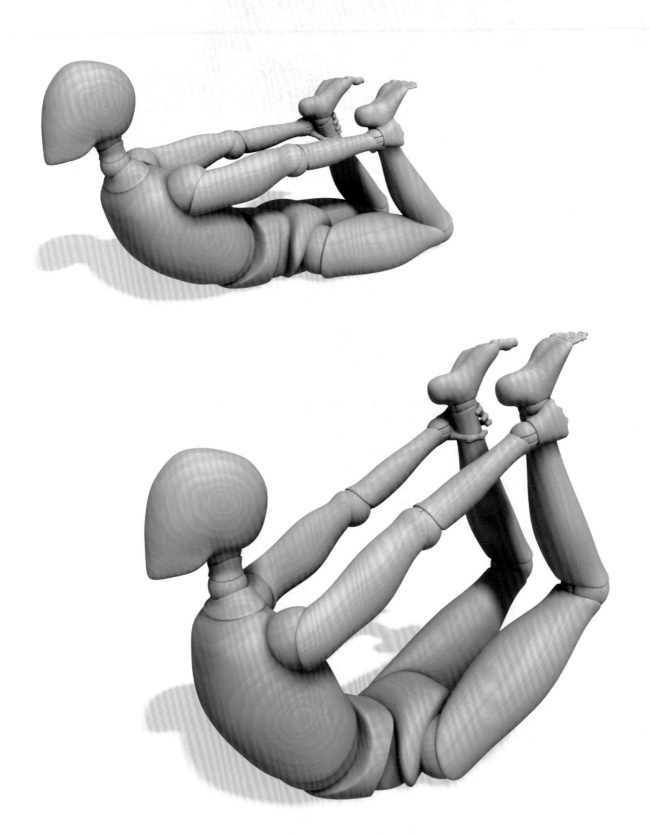

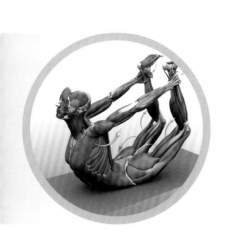

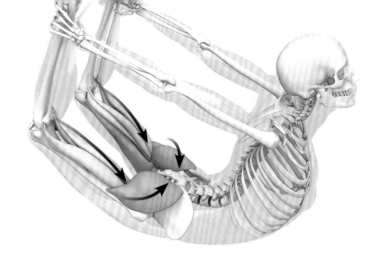

步驟一　收緊臀大肌，做股骨向上抬的髖伸動作。一開始，先收縮膕旁肌，縮小大腿和小腿的夾角，方便你握住踝關節。啟動股四頭肌以打直膝關節，加深體位。然後，共同啟動膕旁肌和臀大肌，將骨盆向後、向下捲。骨盆後傾的力道也可協助你抬高背部。請注意，臀大肌雖能伸展髖關節，但臀大肌的外旋纖維卻會造成兩腿膝關節張開。故須收縮內收大肌，以併攏膝關節，並協助股骨往上抬。此外，踝關節外側往手的方向推，藉此啟動闊筋膜張肌和臀中肌，以內旋大腿。

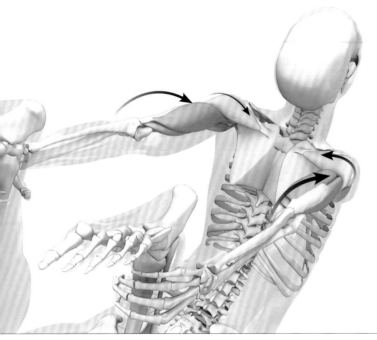

◀ 步驟二　收緊菱形肌，將兩塊肩胛骨拉向身體中線。上臂骨（肱骨）向後、向上舉，遠離軀幹，這會啟動後三角肌。進入弓式前，一隻手臂先從後方舉高，另一隻手臂繞過身體前側去摸後舉手臂，你會感覺肩關節後側的後三角肌收縮。抬高手臂時，記得收縮兩邊的後三角肌。啟動肱三頭肌，以打直肘關節。菱形肌、後三角肌和肱三頭肌一結合，可抬高雙腳，強化伸展的動作。

步驟三　收緊豎脊肌和腰方肌，令脊椎後彎。收縮下斜方肌，把肩膀拉離頸部。不過，脊椎後彎幅度加深，弓弦反而變鬆了（握住踝關節的手臂）。故須啟動股四頭肌以打直膝關節，這不僅能收緊弓弦，還可保持脊椎的伸展。

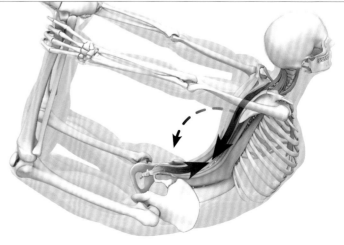

▶ **步驟四** 收緊脛前肌、伸拇指長肌和伸趾長肌，以背屈踝關節；收縮小腿外側的腓骨長、短肌，以外翻踝關節。這兩個動作可反扣雙手，創造鎖印，令抓握的動作更形穩固。

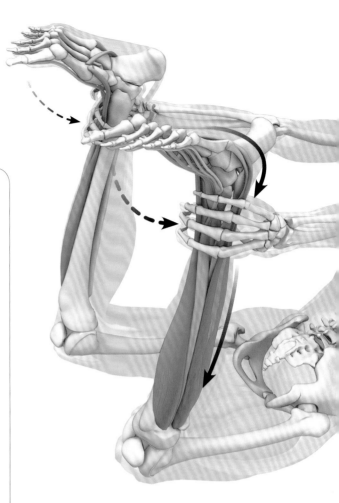

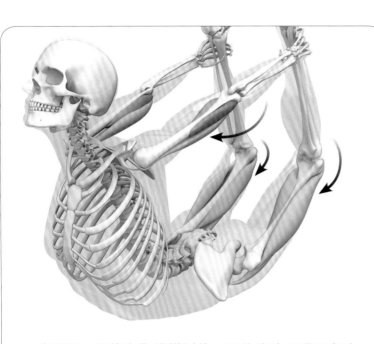

步驟五 脊椎完全後彎以後，要收縮肱二頭肌和肱肌，以屈曲肘關節；啟動股四頭肌，以打直膝關節。這兩個動作由於施力方向相反，故可創造鎖印。

總結

檢查全身上下，從上半身的肩關節、肘關節、腕關節、雙手，到下半身的髖關節、膝關節、踝關節，以及軀幹後側的肌肉，觀察各個身體部位如何協調合作，以伸展身體的前半側。上肢打直，使之遠離背部，這會伸展胸大肌、前三角肌、肱二頭肌和肱肌。挺背的動作則會伸展腹直肌。腹肌離心收縮，可創造腹腔「氣囊效應」，強化腹肌，保護下背。髖伸動作可伸展髖屈肌，包括腰肌及其協同肌（恥骨肌、內收長短肌、縫匠肌、股直肌）。

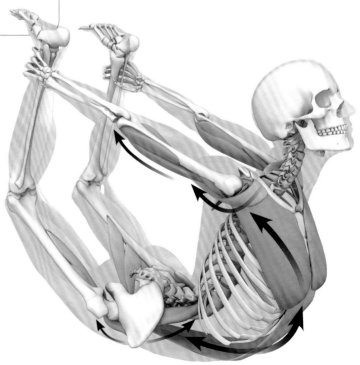

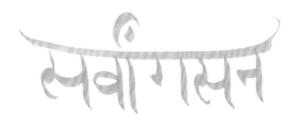

SETU BANDHA SARVANGASANA
橋式

橋式結合了挺背及肩伸展動作,以抬高骨盆和軀幹。在這個體位,心臟的位置比軀幹低,故橋式本身就是一個和緩的倒立動作,可促進靜脈血液回流,提高心臟輸出量。也可短暫刺激副交感神經,降低心率。所以橋式保有傳統倒立體位(支撐頂立式或肩立式)諸多優點。有頸椎病變或為了避免壓迫頸椎而無法做倒立體位者,不妨改練橋式。

橋式也可伸展骨盆前側的屈肌(腰肌及其協同肌)。等你做完一系列喚醒腰肌的動作,最後再加個橋式,緩和髖屈肌的強力收縮。

重要關節擺位

- 肩關節伸展、外旋
- 肘關節打直
- 前臂旋後
- 膝關節屈曲
- 髖關節伸展、內旋、內收
- 軀幹伸展

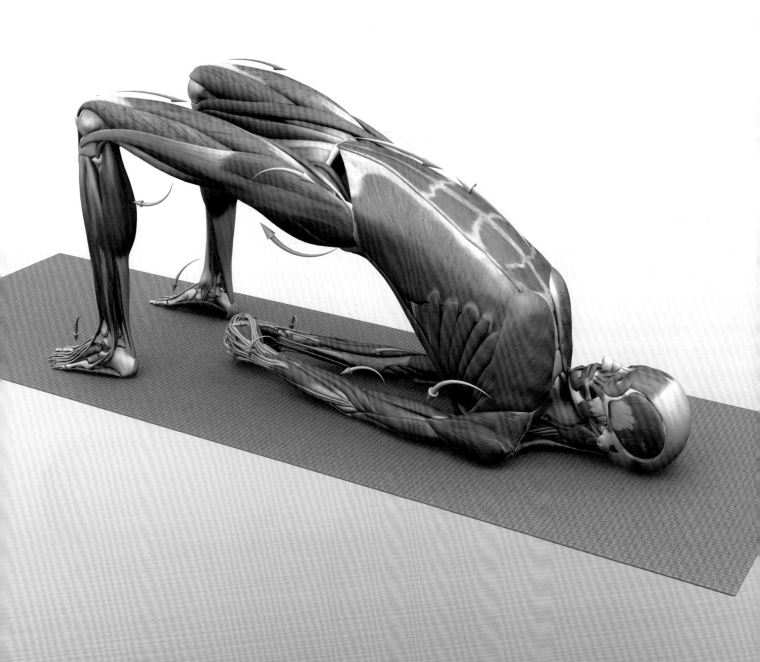

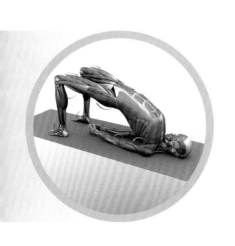

橋式的準備動作

把橋式拆成三塊來談：骨盆、髖關節、肩胛帶。先做下圖的動作，以伸展腰肌和股直肌，為髖伸動作預作準備。若想進入更深的伸展，不妨再加個誘發式伸展。上臂骨為了往後伸，事前同樣須伸展肩屈肌。

若無法做到完成式，這裡提供幾個替代動作供你選擇。選項一，可練支撐變化式，在薦骨下方放塊瑜伽磚。或用瑜伽繩（雙手抓腳橋式）銜接手腳。身體如果夠柔軟，則用雙手抓住踝關節。也可十指交扣，打直手臂，將小指外側壓向瑜伽墊。深呼吸，開展胸部，頸部保持放鬆。離開時，雙手鬆開，兩腳慢慢往前走，軀幹回到地板，平躺休息片刻。

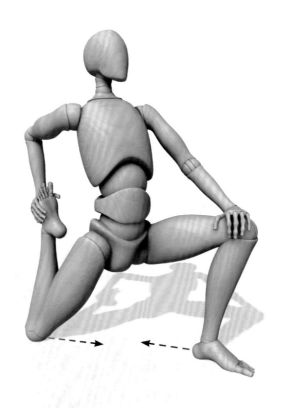

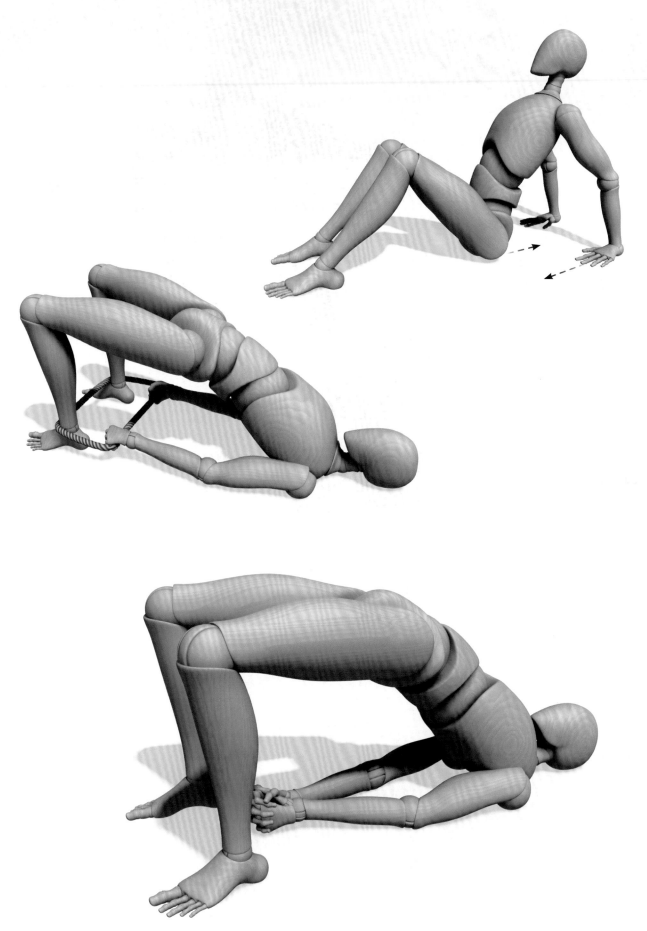

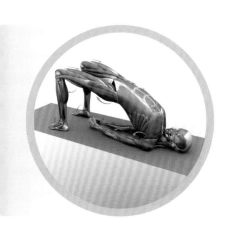

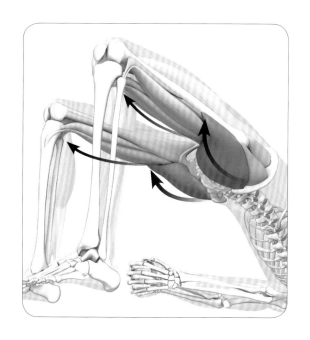

步驟一 收縮臀大肌和膕旁肌，捲尾骨，將骨盆往上抬。我們一般認為膕旁肌是屈膝肌。不過，收縮膕旁肌也會拉動它位在坐骨粗隆上的起端。故可用膕旁肌來抬高骨盆，如右圖所示。髖部抬高時，臀小肌是協同肌，可協助臀大肌做髖伸動作。臀中肌靠近後側的纖維，也會幫忙伸展髖關節。

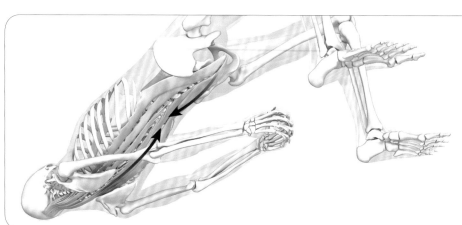

步驟二 收縮豎脊肌和腰方肌以拱背。這兩塊肌肉跟臀肌一起啟動，可創造腰椎骨盆節律，骨盆進入後傾的位置，腰椎微幅後彎。

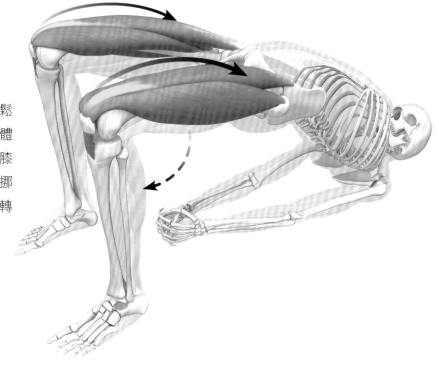

▶ **步驟三** 骨盆抬高後，放鬆膕旁肌並啟動股四頭肌，加深體位。啟動股四頭肌原本可打直膝關節，但雙腳固定在墊上無法挪移，股四頭肌收縮的力道於是轉而抬高軀幹。

步驟四　收縮後三角肌和大圓肌，令肱骨往後舉，做肩伸展動作。我們起初用背闊肌（插圖並未標示）伸展肩關節，可是等到兩隻手臂在背後交握，背闊肌就無法再施力伸展肩關節。這種現象叫做主動收縮不足（active insufficiency）。

收縮肱三頭肌，以打直肘關節。十指交握，以旋後前臂，然後手掌輕輕往上轉。用棘下肌和小圓肌來外旋肩關節。前臂旋後令掌心朝上的動作也會幫忙外旋肩關節。最後用菱形肌內收兩塊肩胛骨，往身體中線集中，再用下三分之一段斜方肌下拉肩膀，使之遠離頸部。結合以上動作，可開展胸部。

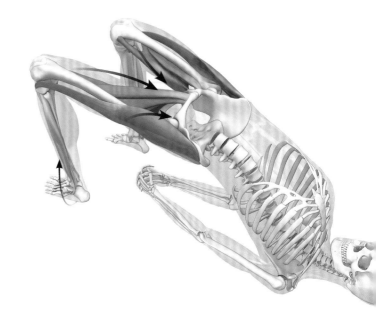

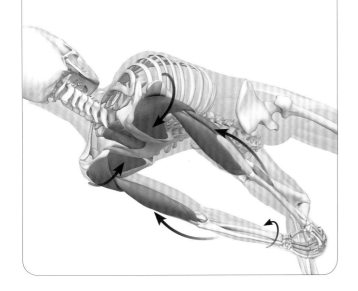

步驟五　收縮臀大肌雖可伸展髖關節，不過會產生副作用，造成大腿外旋，導致兩腿分開，我們希望能保有啟動臀大肌的好處，並用其他肌肉，修正兩腿外張的缺點。先啟動小腿外側的腓骨長、短肌，將足底腳球壓向瑜伽墊。然後，足部嘗試往兩側拖曳，藉此啟動闊筋膜張肌和臀中肌（髖關節外展肌）。足部由於固定在墊上，大腿其實無法挪移，但這項嘗試卻可啟動闊筋膜張肌和臀中肌的內旋纖維。最後，收縮大腿內側的內收肌群，令膝關節靠攏。內收肌群最靠大腿後側的肌肉是內收大肌，可協助臀大肌伸展髖關節。

總結

結合以上動作，可伸展胸部及手臂前側的胸肌、前三角肌、肱肌、喙肱肌。軀幹伸展，可拉長腹直肌。腹直肌離心收縮，可形成腹腔「氣囊效應」，避免腰椎過度後彎。將兩塊肩胛骨往身體中線拉，可伸展前鋸肌。髖伸動作則拉長腰肌及其協同肌（胸肌、內收長短肌和縫匠肌）。股直肌也處於伸展的狀態，像在步驟三，每當你想打直膝關節，這塊肌肉（股直肌）就會離心收縮。

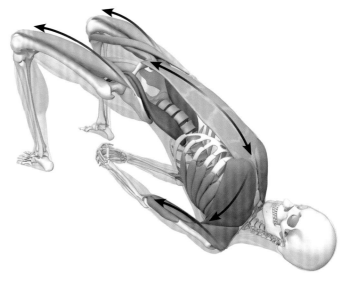

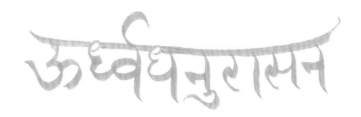

URDHVA
DHANURASANA
向上弓式（輪式）

在向上弓式，肩關節擺位方式改為向前屈曲（前面介紹的後彎體位，肩關節／肱骨是向後伸展，遠離背部），所以伸展的肩膀肌肉也不一樣：原本後抬手臂的肩伸展肌，現在全被拉長了。軀幹成一弧狀，抬得更高，將身體前側帶入更深的伸展。髖伸幅度變大，連帶拉長了骨盆前側肌肉。有力打直肘關節和膝關節，利用這兩個次要動作，來加深向上弓式的重點動作。由於手腳都固定在墊上，打直手臂與大腿的力道於是轉移到軀幹，間接造成背部後彎、強化髖伸動作，並伸展身體前側肌肉。

重要關節擺位

- 肩關節屈曲、外展
- 肘關節打直
- 前臂旋前
- 腕關節伸展

- 髖關節伸展、內旋、內收
- 膝關節打直
- 足部旋前
- 軀幹後彎

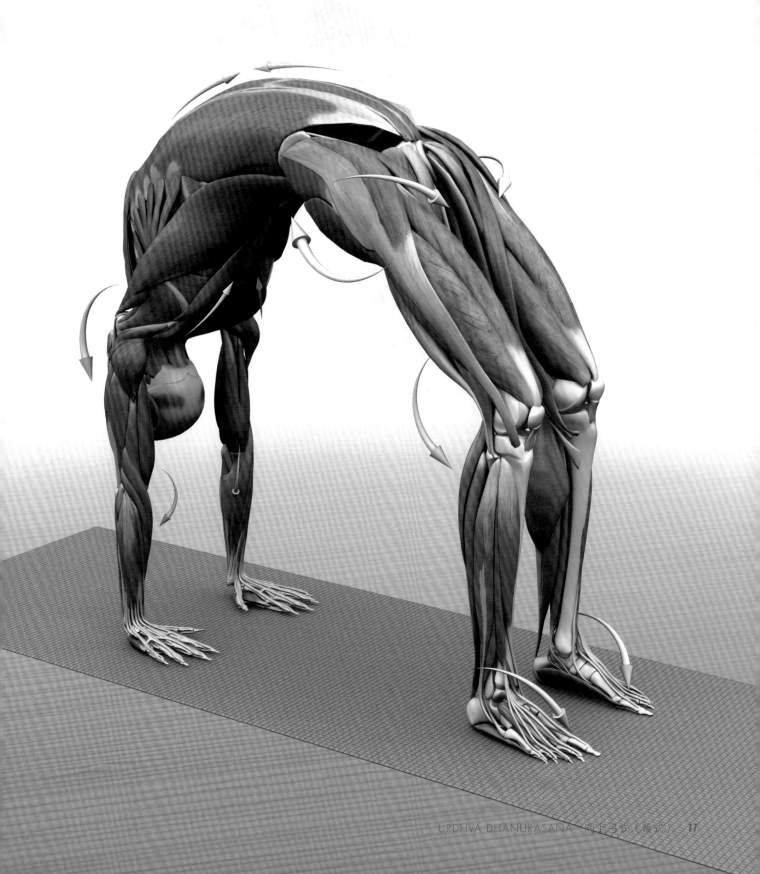

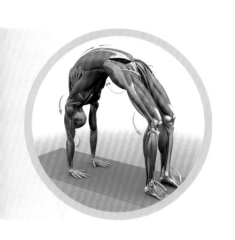

向上弓式的準備動作

仰臥（腹部朝上），屈膝，小腿垂直地板，雙腳張開，與臀同寬。手若抓不到踝關節，改用瑜伽繩輔助。啟動膕旁肌和臀大肌，以抬高骨盆，伸展髖關節。可在此停留一段時間，鍛鍊身體柔軟度。接著加上手臂的動作。如右頁插圖所示，雙手先放在肩膀正上方。然後掌心均勻往下壓，骨盆同時往上抬。收縮內收大肌，藉此併攏膝關節，內旋大腿。慢慢抬高身體，頭頂放在瑜伽墊上。把兩塊肩胛骨拉向脊椎中線，擴展胸腔。你如果第一次做向上弓式，在此停留片刻，然後結束練習。

等身體準備好，雙手壓向瑜伽墊，肘關節打直，抬起軀幹，並打直膝關節，進入向上弓式，在此停留幾個綿長而均勻的呼吸。離開時，屈肘，屈膝，足部往前走，遠離手掌，背部慢慢回到地板上，小心解開動作。

可用下圖所示的椅子伸展，來各別拉長肩伸展肌。你也可將它變成誘發式伸展，肘關節放在椅面上，間歇性下壓，刺激放鬆反應。

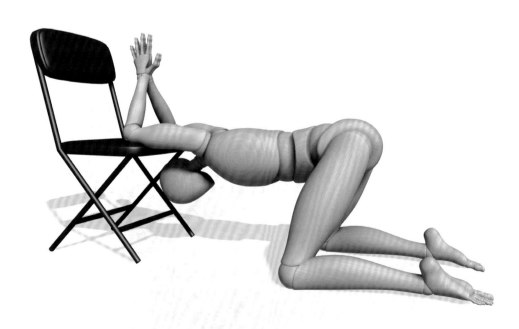

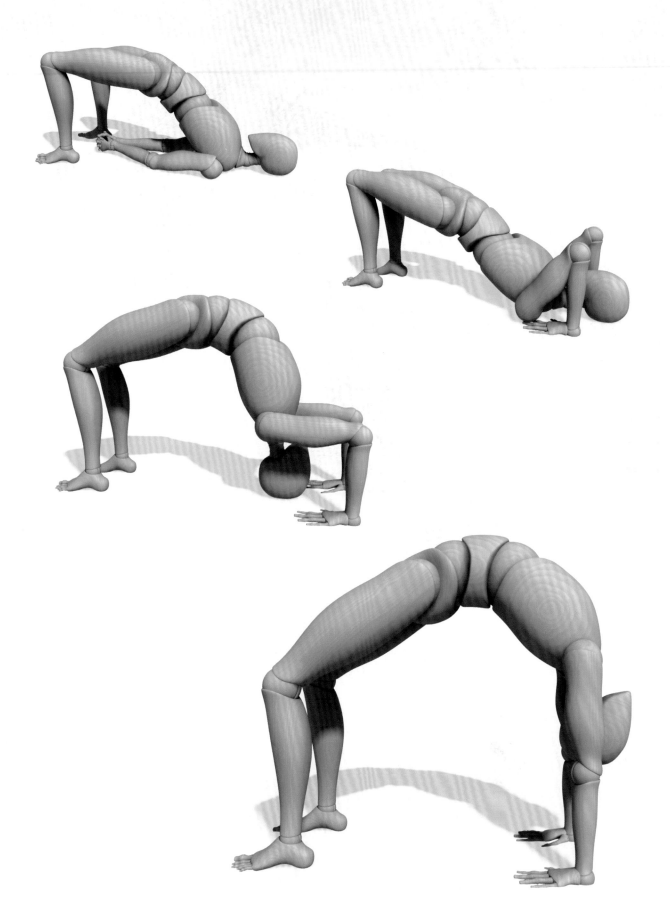

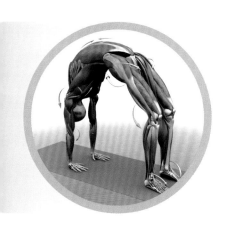

步驟一 短暫啟動膕旁肌，以伸展髖關節。啟動膕旁肌的訣竅是，足底嘗試朝骨盆方向拖。由於足底已固定在墊上，故收縮膕旁肌的力道轉化成抬高髖關節的力量。然後臀部夾緊，藉此啟動臀大肌、臀中肌和臀小肌，以伸展股骨，令骨盆後傾。收縮臀大肌的好處是它令骨盆向下傾斜，避免腰椎過度後彎，但臀大肌也造成股骨外旋，導致兩腿外張。在向上弓式，我們希望保有臀大肌收縮的好處，排除股骨外旋、分開的壞處。步驟六會解釋該怎麼做。收縮內收大肌，將兩腳膝關節往中間拉。內收大肌也可協助臀肌作髖伸動作。

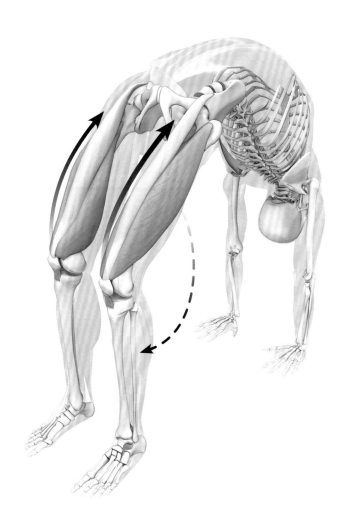

◀ **步驟二** 啟動股四頭肌，以打直膝關節。由於雙腳緊貼在瑜伽墊上，無法向前「踢」，股四頭肌的作用好像一座油壓升降機，可抬高骨盆。此處要特別留意股直肌（股四頭肌的一部分，淡藍色區塊）。股直肌屬於多關節肌肉，跨越髖關節和膝關節，一旦被啟動，就會影響這兩個關節。（股四頭肌其餘部分屬於單關節肌，僅涵蓋單一關節）。股直肌令骨盆向前傾斜，進入前傾的姿勢。骨盆前傾有助於脊椎後彎，而骨盆後傾可避免腰椎過度後彎。

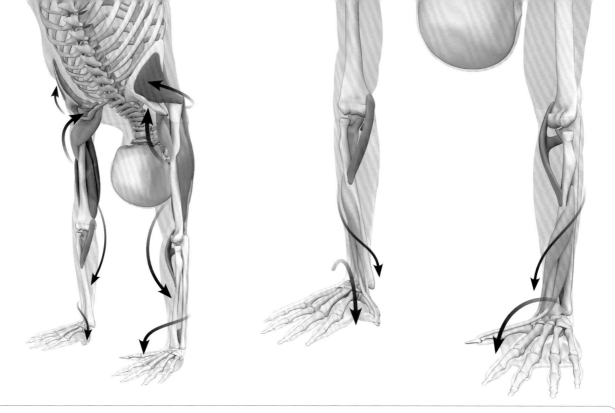

步驟三　前臂旋前，把手壓向瑜伽墊，讓全身重量從食指指丘均勻分布到整個手掌。收縮肱三頭肌，以打直肘關節。請注意，肱三頭肌的長頭附在肩胛骨，故有力啟動肱三頭肌，可把肩胛骨轉離肱骨，避免發生肩峰夾擊。如此一來，我們就有更多空間屈曲手臂，把手舉到頭部正上方。啟動棘下肌和小圓肌，以外旋肩關節，並形成一股螺旋力道，通過肘關節，貫穿整支手臂。啟動這兩條肌肉的訣竅是，雙手固定在墊上，想像自己正在洗窗戶，嘗試把手向外轉。

啟動前三角肌，進一步屈曲肩關節，從兩隻手臂將整個軀幹拉到更深的體位。做向上弓式之前，不妨先確定哪一塊肌肉是前三角肌。一手舉到身體正前方，另一手放在肩膀前側，去感覺前三角肌收縮。進入向上弓式之後，雙手嘗試往腳的方向「推」，藉此啟動前三角肌，並觀察推的動作如何加深體位。

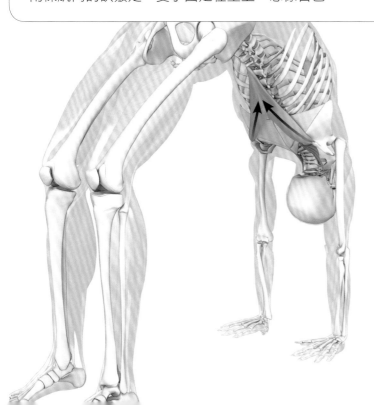

步驟四　啟動菱形肌，把肩胛骨往身體中線拉。請注意，當手臂舉到頭部上方，肩胛骨會向外轉。用下三分之一段的斜方肌，下壓肩胛骨，把肩膀拉離頸部。菱形肌和斜方肌通力合作，可拴住肩胛骨，穩定這兩塊骨頭。

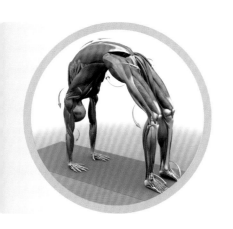

步驟五 啟動腓腸肌和比目魚肌肉，以蹠屈踝關節，將身體重量壓到足底。足跟先壓向瑜伽墊，再外翻踝關節，將重量均勻分散至足底腳球。這會啟動小腿外側的腓骨長、短肌。這兩個動作可確保足部固定不動，也是解決雙腿外張（臀大肌造成）的首要步驟。

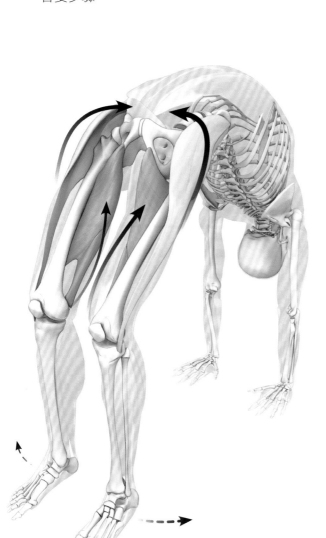

步驟六 收縮闊筋膜張肌和臀中肌，以內旋髖關節，抗衡髖伸肌（臀大肌和內收大肌）外旋的力道。啟動這兩條肌肉的訣竅是，足部先固定在墊上，再嘗試往兩側「拖曳」（外展）。足部不會挪移，但外展的力道卻把大腿向內轉（闊筋膜張肌和臀中肌也可內旋大腿）。然後收縮內收肌群，將膝關節拉向身體中線。在準備階段，兩腿膝蓋中間放塊瑜伽磚，夾緊，體會一下內收肌群作用的感覺。

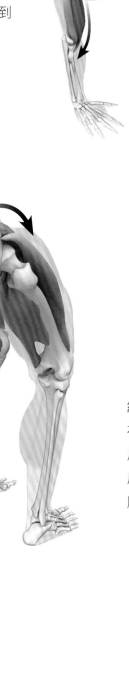

步驟七 向上弓式會伸展髖屈肌（腰肌、恥骨肌、內收長短肌、縫匠肌和股直肌）。腹肌也處於伸展的狀態，但要記得輕輕收縮腹肌，藉此啟動腹腔「氣囊效應」，保護腰椎。此一離心收縮可創造腹肌的誘發式伸展，因為高爾肌腱器受到刺激，產生放鬆反應，故可拉長腹肌。

總結
在向上弓式，肩關節屈曲，可拉長所有肩伸展肌（後三角肌、背闊肌、胸大肌局部和喙肱肌）。肘關節打直，可伸展肱二頭肌和肱肌。

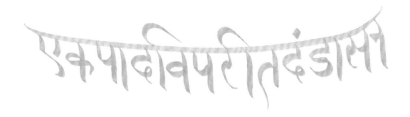

EKA PADA VIPARITA DANDASANA
反向單腳杖式

由於反向單腳杖式屬於進階後彎體位，事前準備必須格外周詳。反向單腳杖式包含三大重點：倒立、後彎、劈腿。上抬腿的動作跟哈努曼猴式一樣，髖關節屈曲，膝關節打直。地板上那隻腿則像向上弓式，髖關節伸展，而膝關節一開始先屈曲，之後再打直，以加深體位。反向單腳杖式也有平衡動作，前臂和站立腿形成一座三腳架，以利支撐倒轉的軀幹。所以，唯有能兼顧倒立、後彎、劈腿的人，才有辦法完成反向單腳杖式。

反向單腳杖式每個局部動作皆可再拆解成更小元素。準備跟訓練的重點應擺在髖屈肌、髖伸肌及膕旁肌的誘發式伸展，故請參考哈努曼猴式的解說（參見第二冊）。為了擴大肩膀活動範圍，事先應練習幾個伸展動作，預作準備。

手握踝關節的動作可提供穩定度，肘關節則提供一個開展上背的支點。站立腿的膝關節伸展，可間接抬高骨盆，加深後彎。上抬腿不僅靠髖伸肌和膝伸肌的力量才可打直，還要能拉長大腿後側的拮抗肌，才可完成抬高、打直的動作。膕旁肌和臀部肌肉要是拉得夠長，可輕鬆屈曲髖關節並打直膝關節，否則肌肉過於緊繃，做起來就很費勁了。

重要關節擺位

- 肩關節屈曲
- 肘關節屈曲，前臂旋後
- 地上腿髖關節伸展、內旋、內收
- 地上腿膝關節屈曲
- 軀幹後彎
- 上抬腿髖關節屈曲
- 上抬腿膝關節打直
- 上抬腿踝關節背屈，腳趾伸展

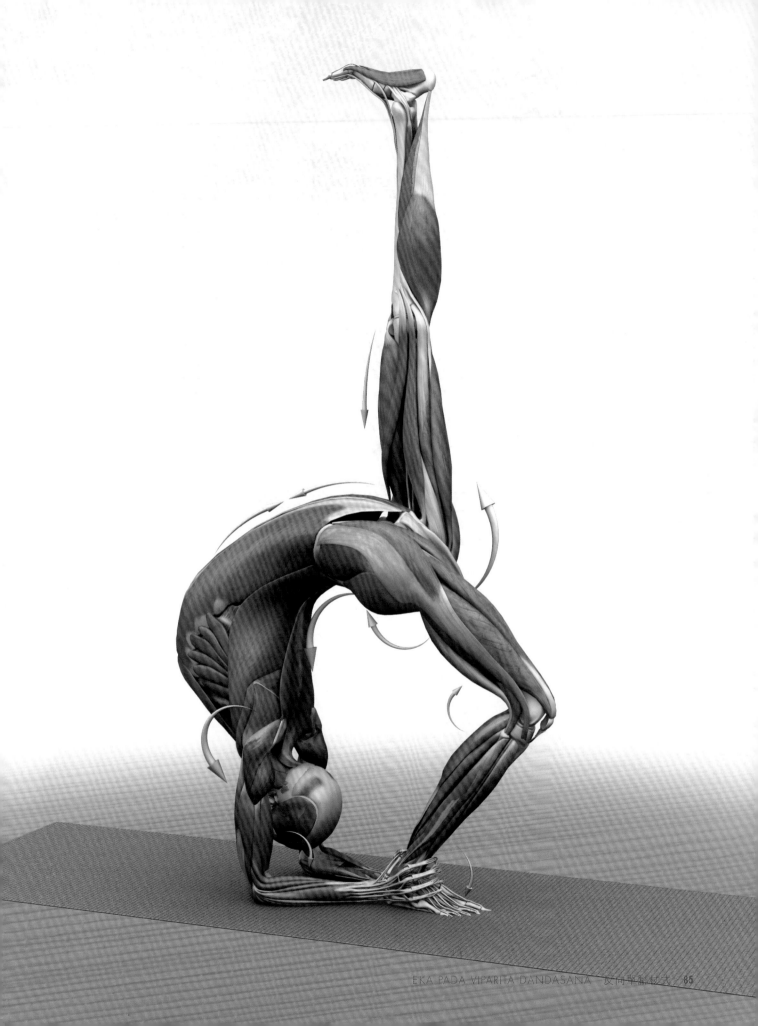

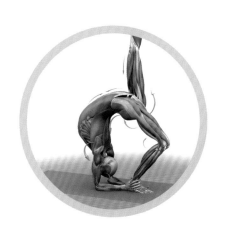

反向單腳杖式的準備動作

先做向上弓式，掌心包住後腦杓，頭頂著地，這個姿勢叫做反向雙腿杖式（Dwi Pada Viparita Dandasana）。啟動臀部肌肉，抬高髖部，並打直膝關節。初學階段，可在此稍事停留，讓大腦整合一下姿勢，再繼續前進。

姿勢穩定後，一腳慢慢往身體中線移動，構成三角形一個端點，這隻腳最後將銜接上肢。另一腳髖關節屈曲，將膝關節往軀幹的方向拉，整隻腳抬高，離開地面，在半空中停留幾個呼吸，再放回地板。等到你覺得有把握，再開始收縮股四頭肌，以打直上抬腿的膝關節。接著再進一步，利用瑜伽繩抓住踝關節，頭往上抬，遠離地板，藉此打開肩關節。等到身體夠柔軟，就如插圖所示，雙手握住踝關節。

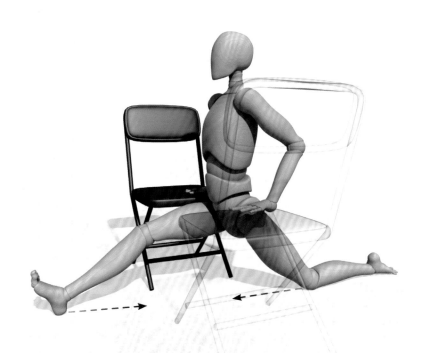

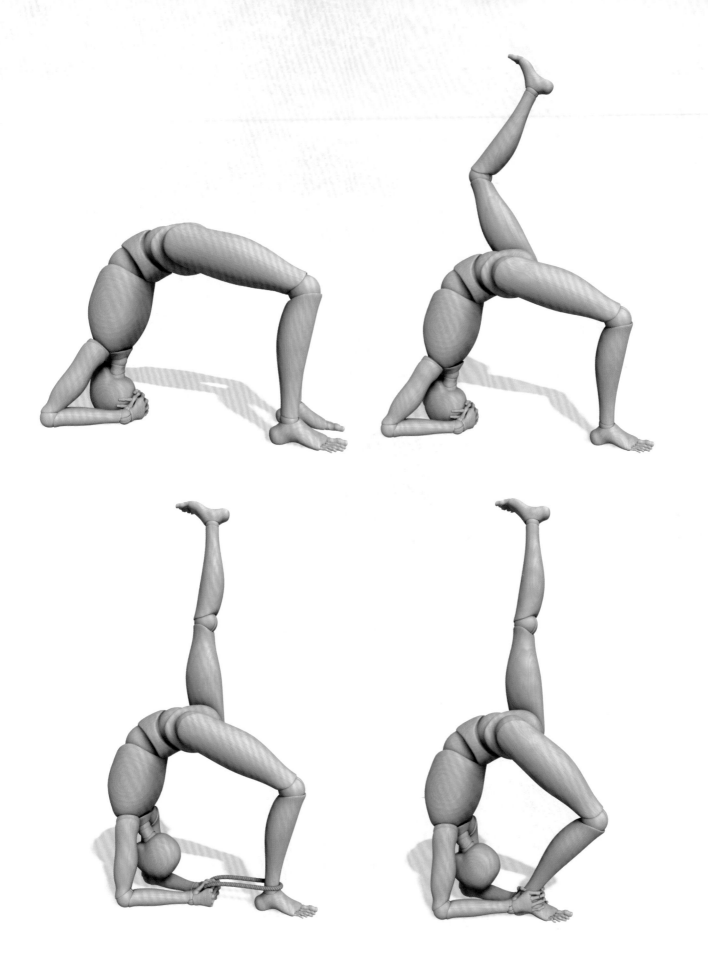

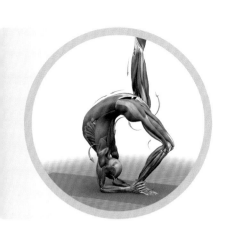

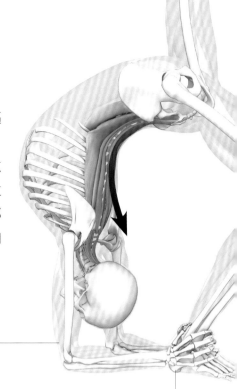

步驟一　啟動豎脊肌和腰方肌，令背部後彎，頭部稍微往大腿方向抬。啟動前三角肌，將軀幹拉向足部。背肌是協同肌，可協助前三角肌、提肩胛肌與上斜方肌，加深體位。收縮肱二頭肌和肱肌，以彎曲肘關節。觀察這如何拉近你跟足部的距離，並打開胸腔。維持住胸部的姿勢，然後收縮肱三頭肌，把前臂壓向瑜伽墊，使上臂骨垂直地板。

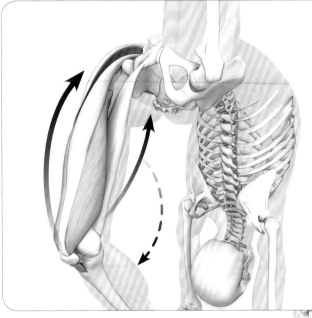

步驟二　啟動股四頭肌，稍微伸展膝關節，並抬高骨盆。足部由於固定在墊上，無法往前踢，股四頭肌收縮的力道於是轉而抬高骨盆。啟動內收大肌肉，將膝關節拉向身體中線，並幫忙伸展髖關節。

步驟三　收緊前鋸肌和斜方肌，以外旋肩胛骨。收縮脊下肌和小圓肌，令肩關節向外繞轉，頭部則從頸椎的部位向後斜傾。

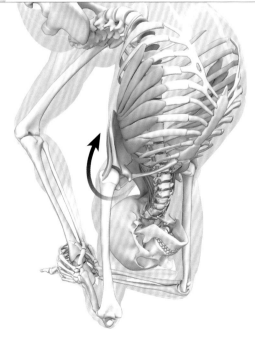

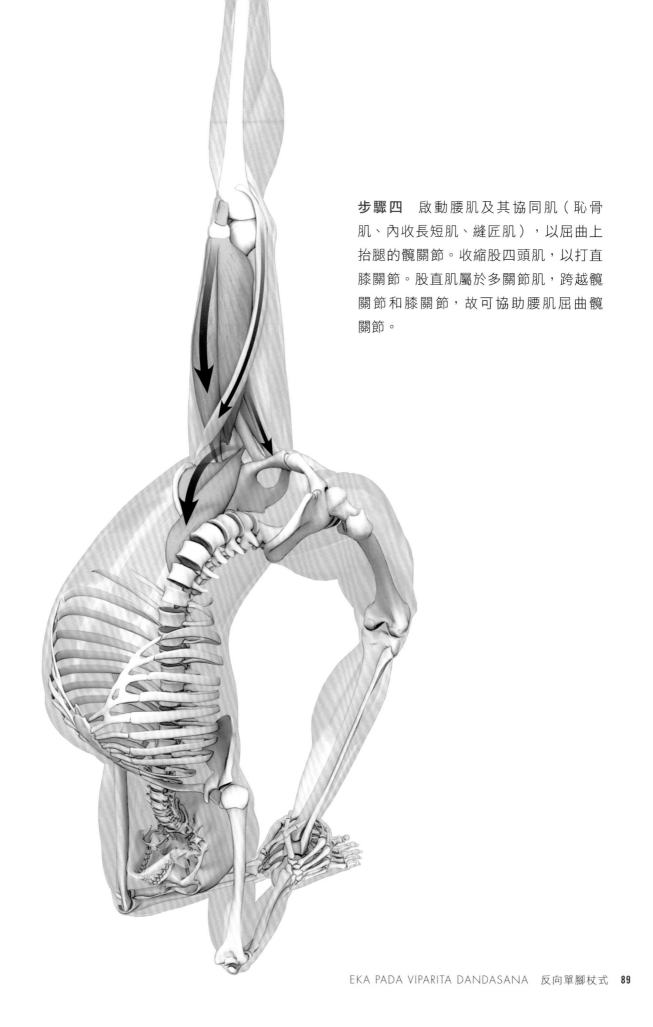

步驟四　啟動腰肌及其協同肌（恥骨肌、內收長短肌、縫匠肌），以屈曲上抬腿的髖關節。收縮股四頭肌，以打直膝關節。股直肌屬於多關節肌，跨越髖關節和膝關節，故可協助腰肌屈曲髖關節。

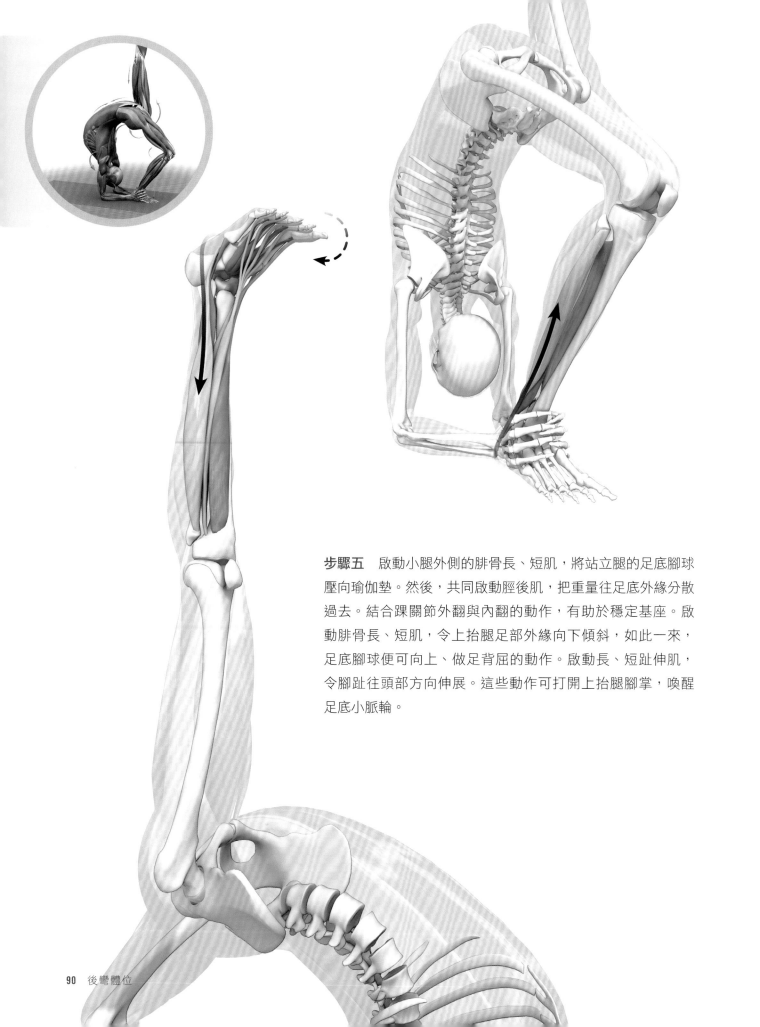

步驟五　啟動小腿外側的腓骨長、短肌，將站立腿的足底腳球壓向瑜伽墊。然後，共同啟動脛後肌，把重量往足底外緣分散過去。結合踝關節外翻與內翻的動作，有助於穩定基座。啟動腓骨長、短肌，令上抬腿足部外緣向下傾斜，如此一來，足底腳球便可向上、做足背屈的動作。啟動長、短趾伸肌，令腳趾往頭部方向伸展。這些動作可打開上抬腿腳掌，喚醒足底小脈輪。

總結

抬腿動作會伸展髖伸肌，即臀大肌和內收大肌。髖屈動作跟膝伸動作一旦結合，三角檢視技巧的焦點便落在膕旁肌，分別從肌肉的起端和止端伸展膕旁肌。膝關節打直和足部背屈，可伸展腓腸肌。站立腿的髖屈肌（腰肌、恥骨肌、內收長短肌）也處於伸展的狀態。股直肌被拉長，並離心收縮。肩關節屈曲幅度深，連帶也拉長背闊肌、大圓肌、後三角肌、胸大肌（胸肋部）。反向單腳杖式跟所有後彎體位一樣，都會伸展腹肌。稍微離心收縮腹肌，製造腹腔「氣囊效應」，並啟動恥尾肌，令骨盆（薦椎）前屈，保護脊椎。

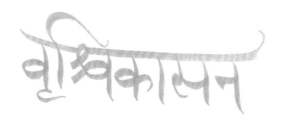

VRSCHIKASANA
蠍子式

蠍子式總共有三個體位重點：後彎、手平衡、倒立。最好將蠍子式拆解成三個局部動作，各自鍛鍊。例如，以單一肌肉誘發式伸展來培養髖關節和肩關節的柔軟度，練習孔雀起舞式（Pincha Mayurasana）以鍛鍊倒立跟手平衡。最後才把這三個局部動作結合成一整個體位，也就是蠍子式。

做手平衡時，要從生理學和生物力學原理觀察其運作。最完美的蠍子，身體重量應「懸」在肱骨上，重力方向（力學軸）跟肱骨的解剖軸對齊。肩膀肌肉能發揮穩定器的功能，也很重要。欲達到最佳穩定度，則須用力收緊肩膀部位從深層到表層的每一層肌肉。肩關節深層肌肉包含菱形肌和旋轉肌群（rotator cuff），菱形肌可固定肩胛骨，旋轉肌群則是穩定肩盂肱骨關節；表層肌肉則有斜方肌、三角肌和胸肌。結合以上肌肉，可穩定肩胛帶，當我們在做倒立體位時，肩胛帶才是保持平衡的關鍵。肱骨向外繞轉，可形成韌帶牽引機制（ligamentotaxis），收緊關節囊和其他纖維組織，協助肩關節就定位。

記住，骨頭長軸要跟重力方向對齊，利用力學強度支撐身體重量，而不是靠肌力。只要骨骼落在正確位置上，就不必借助太多肌力調整骨頭排列或啟動韌帶牽引機制。所以，啟動正確肌肉調整姿勢，讓身體以較不費力的方式做這些動作。

重要關節擺位

• 肩關節屈曲	• 髖關節伸展、內旋、內收
• 肘關節屈曲	• 膝關節屈曲
• 前臂旋前	• 踝關節蹠屈
• 軀幹後彎	• 腳趾屈曲

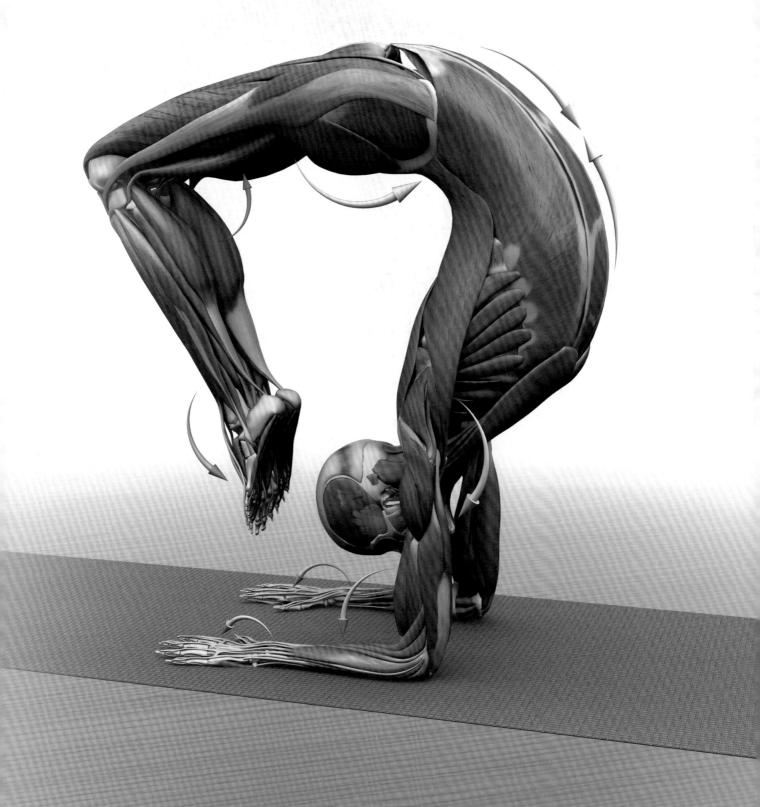

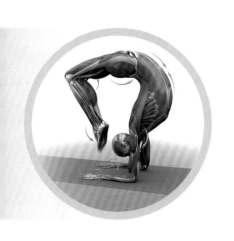

蠍子式的準備動作

先拆解動作，並以誘發式伸展培養肩與髖的柔軟度。要是沒把握做蠍子式的倒立動作，就靠牆練孔雀起舞式，培養信心。等你覺得輕鬆舒適，就將前臂所構成的基座慢慢移開牆壁，接著如右頁左上圖所示，膝關節彎曲，足部翻下來，碰到牆壁。同時，前臂和雙手向下按，開展並提高肩膀（使肩膀遠離耳朵）。

接著，在身體跟牆壁中間放張椅子。雙腳小心往下走，走到椅背上，然後伸展髖關節和膝關節，將骨盆往上頂。等到身體夠柔軟，雙腳走下椅背，足底平貼椅面，背部後彎，從肩膀往上提。慢慢縮小足部跟頭部的距離，足部朝椅面外緣走，直到腳趾掛在座椅邊緣。最後，將足部置於頭頂。

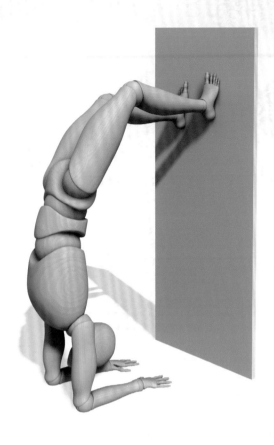

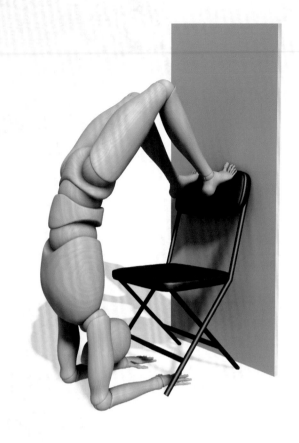

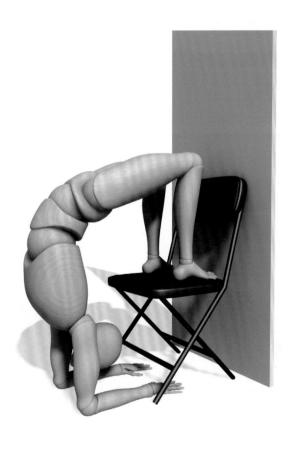

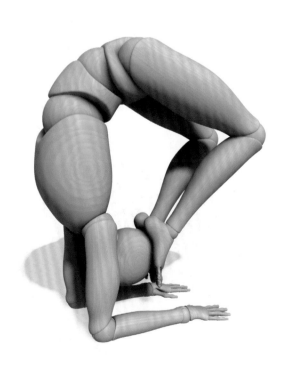

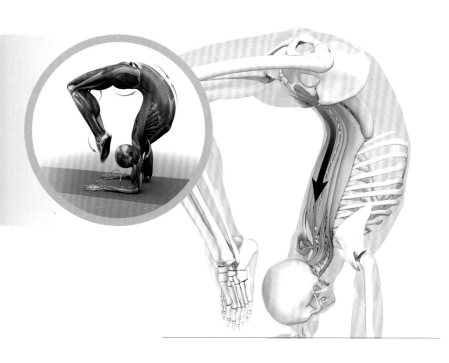

◀ **步驟一** 收縮深層背肌（豎脊肌和腰方肌），令脊椎後彎。要注意拱背、骨盆前傾、股骨伸展之間的聯帶動作（coupled movement）和關節節律。深層背肌的動作一旦跟脊椎結合起來，便可連結肩胛帶和骨盆，形成蠍子的形狀。

步驟二 啟動臀大肌、臀小肌和臀中肌後半部，做髖伸動作。在臀大肌纖維拉扯下，容易造成股骨外旋、兩腳膝關節外張的情況。而伸展腰肌，也會把股骨拉到外旋的姿勢。理想上，股骨應從髖關節直射出去，相互平行。可是要做到這樣，髖部前側要夠柔軟，且髖關節內收、內旋的力道必須強而有力。啟動內收大肌，將膝關節拉向中間。接著，想像膝關節外側抵住東西，然後向外推。這會啟動闊筋膜張肌及臀中肌靠前側的纖維，幫忙內旋大腿。

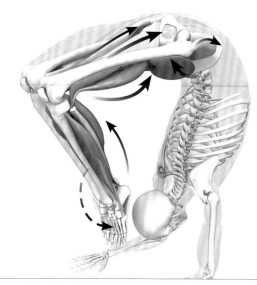

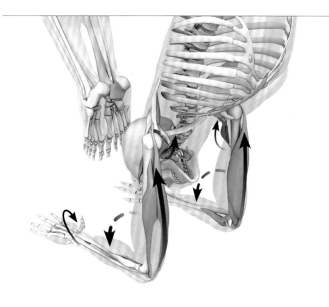

步驟三 收縮前臂的旋前圓肌和旋前方肌，將掌心壓向地板，先從食指指丘開始。十指張開，指腹抓地。收縮肱三頭肌，令肘關節呈直角狀，如此一來，肱骨的解剖軸才會對齊力學軸（重力方向），有助於支撐身體重量。請注意，肱三頭肌長頭跨過肩關節，附著在肩盂腔。因此，肱三頭肌宛如一個穩定器，可協助其他肌肉（旋轉肌群），穩定肩關節。肩關節往前拉，遠離雙手，感覺像把兩隻手高舉過頭。這會啟動前三角肌、提肩胛肌和上斜方肌。

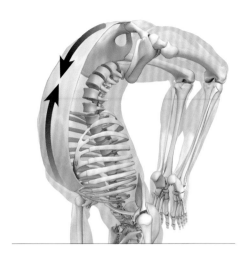

▶ **步驟四** 輕輕收縮腹肌，藉此啟動「氣囊效應」。請注意，腹直肌的起端始於肋骨，止端止於骨盆前側正中央的恥骨聯合。腹部一收縮，腹直肌的起端和止端同時往中間移動，令骨盆向後傾斜，進入後傾的姿勢，這樣可避免腰椎過度後彎，減輕壓力。如欲加強保護，可同時做凱格爾運動，啟動根鎖。這會收縮恥尾肌，令髂骨之間的薦椎後仰。

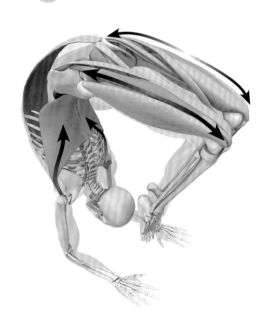

◀ **步驟五** 啟動前鋸肌和斜方肌，令肩胛骨向外繞轉，從肩膀將整個軀幹舉高。仔細觀察這如何把肩盂腔（肩關節臼窩）置於肱骨頭（肩關節球）之上，讓肩膀支撐軀幹。啟動旋轉肌群（包含棘下肌、小圓肌），將肱骨頭固定在臼窩內。啟動旋轉肌群的訣竅是，外旋肩關節（肱骨）。肩關節（肱骨）外旋，也可收緊關節囊和下肩盂肱骨韌帶（glenohumeral ligament），在蠍子式，下肩盂肱骨韌帶才是穩定肩膀的關鍵。這是用韌帶牽引機制穩定姿勢最好的例子。

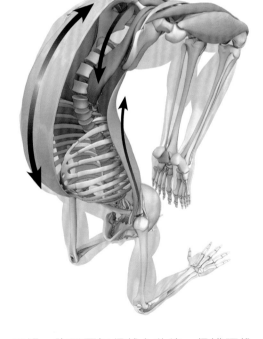

總結

蠍子式結合手平衡、後彎及倒立的動作，形成蠍子的形狀。膝關節屈曲，可伸展股四頭肌。髖伸動作，可伸展腰肌、恥骨肌、內收長短肌；縫匠肌和股直肌也會被拉長。軀幹後彎，會伸展腹肌，不過，腹肌要記得離心收縮，保護腰椎。肩關節屈曲，可拉長背闊肌、後三角肌、胸大肌的胸鎖部位（俗稱上胸大肌）、喙肱肌和肱肌。前臂旋前，可伸展旋後肌和肱肌。

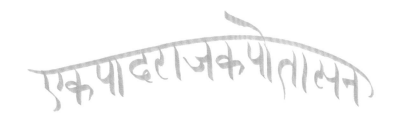

EKA PADA RAJA KAPOTASANA
單腿鴿王式

單腿鴿王式有三個重點。前腳髖關節屈曲、外展、外旋；後腳髖關節伸展、內收、內旋；背部後彎。髖關節兩邊的動作相反，可在整個骨盆創造一股收束的力量。同時啟動調控這兩個相反動作的髖關節肌肉，力量會傳至薦髂關節，收緊薦髂韌帶。這叫韌帶牽引機制，有助於穩定骨盆。我們應把鴿式拆成幾個基本動作，加以剖析，找到瓶頸所在。比如，鴿式須外旋前腳髖關節，髖關節內旋肌（臀中肌和闊筋膜張肌）如果太緊，就會限制外旋的幅度。所以，要先找到髖關節內旋肌，然後用誘發式伸展拉長，擴大肱骨外旋的空間。後腳髖關節肌肉可用同樣方式排除障礙，只是動作剛好相反。

上下肢連結，可構成力矩支點，加深體位。例如，一手拉住後腳以伸展背部。同樣地，另一手壓向瑜伽墊，再嘗試往後推，令胸部向前開展。仔細觀察完成式，你會發現每一個動作環環相扣。

重要關節擺位

- 前腳髖關節屈曲、外展、外旋
- 前腳膝關節屈曲
- 後腳髖關節伸展、內旋、內收
- 後腳膝關節屈曲

- 軀幹後彎
- 握腳手臂肩關節屈曲，肘關節屈曲。
- 地板手臂肩關節伸展，肘關節打直，前臂旋前。

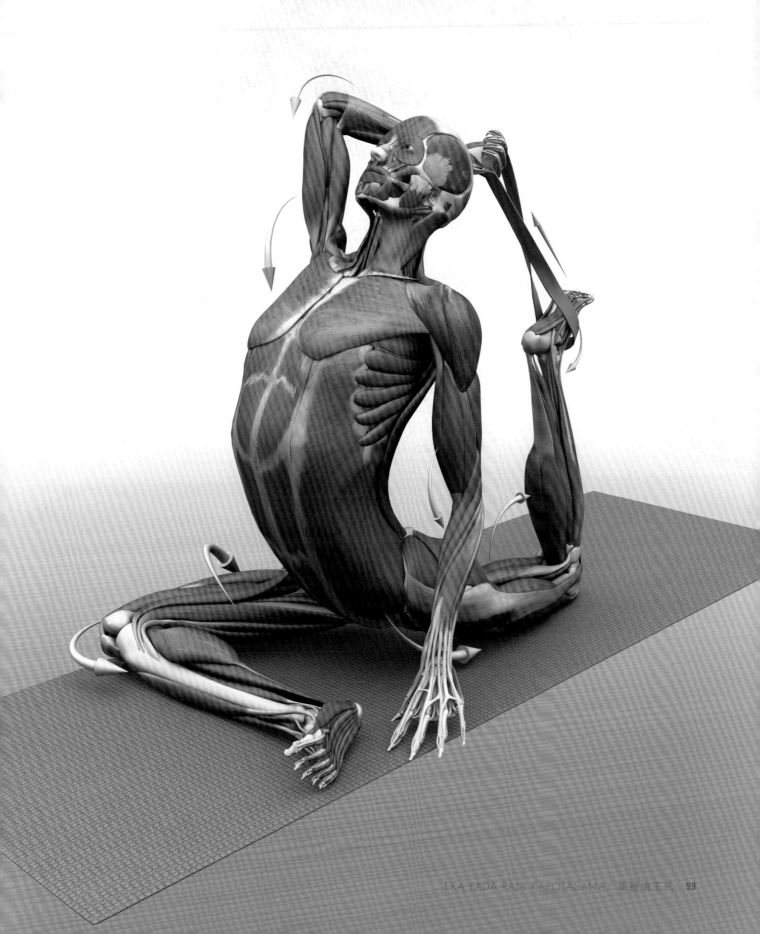

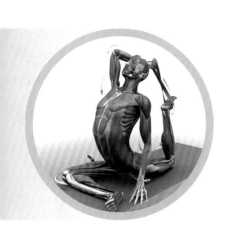

單腿鴿王式的準備動作

在準備階段，我們將體位拆成幾個步驟。先採搖籃式，雙臂環抱前腳，以伸展髖關節內旋肌。如有必要，就以誘發式伸展來拉長內旋肌。由於膝關節屬於屈戌關節（hinge joint），在做抱腳搖籃式時，須盡量予以支撐，以免傷到軟骨和韌帶。手臂要是無法環抱，雙手分別扶住足部和膝蓋，訓練柔軟度。接著，前腳解開，進入弓箭步。啟動後腿臀大肌，並彎曲前腳膝關節，藉此加深後腿髖屈肌的伸展。

等到身體夠柔軟，結合弓箭步和搖籃式的髖關節動作，後腳套上瑜伽繩。最後，雙手握住後腳，鴿式就大功告成了。

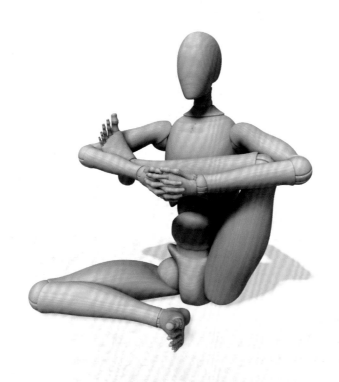

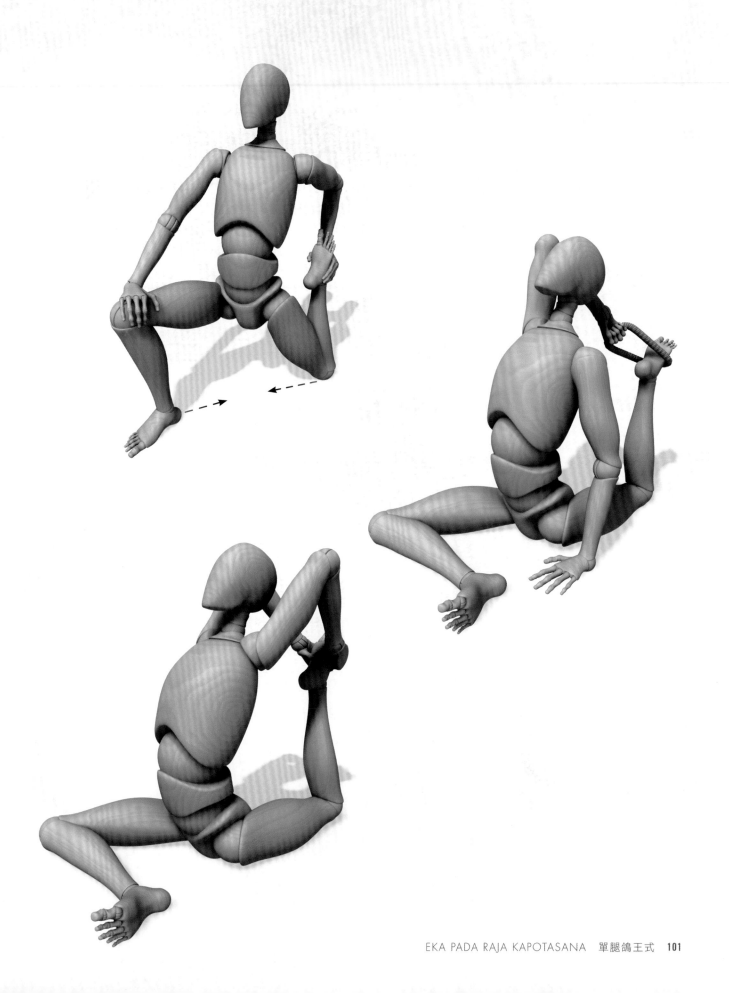

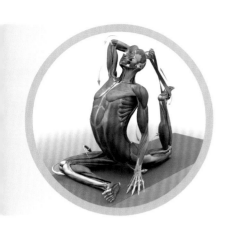

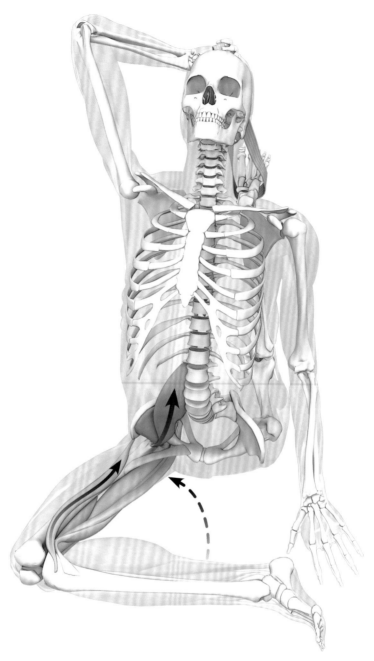

步驟一 收縮腰肌及其協同肌、恥骨肌、內收長短肌，以屈曲、外旋前腳大腿。啟動腰肌的訣竅是，以手按住膝關節，但膝關節又嘗試抬離地板。注意到了嗎？啟動腰肌可令骨盆向前傾斜，進入前傾的位置，並打直下背。骨盆動作又會影響股骨屈曲、外旋的幅度（骨盆股骨節律）。骨盆前傾還有一項好處，可放鬆後腳髖關節的髂股韌帶。髂股韌帶若太緊，會局限髖伸幅度，妨礙你加深體位。髂股韌帶一旦放鬆，便可進一步伸展後腳髖關節。

你會感覺縫匠肌從骨盆前側一路延伸到膝關節內側。這塊肌肉可協助屈曲、外展、外旋股骨。收緊膕旁肌以屈曲膝關節，並注意膝關節須保持在屈戍關節可允許的動作之下。

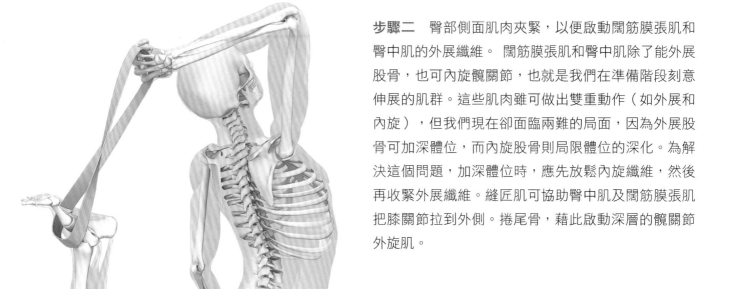

步驟二　臀部側面肌肉夾緊，以便啟動闊筋膜張肌和臀中肌的外展纖維。 闊筋膜張肌和臀中肌除了能外展股骨，也可內旋髖關節，也就是我們在準備階段刻意伸展的肌群。這些肌肉雖可做出雙重動作（如外展和內旋），但我們現在卻面臨兩難的局面，因為外展股骨可加深體位，而內旋股骨則局限體位的深化。為解決這個問題，加深體位時，應先放鬆內旋纖維，然後再收緊外展纖維。縫匠肌可協助臀中肌及闊筋膜張肌把膝關節拉到外側。捲尾骨，藉此啟動深層的髖關節外旋肌。

▶ 步驟三　後腳髖關節伸展、內收和內旋。收縮臀大肌以伸展髖關節。要特別注意的是，啟動臀大肌也會導致股骨外旋。但在此式，我們希望股骨內旋，故須收緊臀中肌和闊筋膜張肌以內旋股骨。啟動這兩塊肌肉的訣竅是，後腳大腿和膝關節壓向瑜伽墊，再嘗試把大腿拖到外側（外展大腿）。由於膝關節被瑜伽墊牽制住，外展動作不會真的發生，但外展的嘗試卻會啟動臀中肌和闊筋膜張肌，繼而如右圖所示，內旋股骨。臀中肌靠後側的纖維也可幫助臀大肌伸展髖關節。將膝關節往身體中線拉，藉此啟動內收大肌。仔細觀察這如何增加髖關節伸展的幅度。

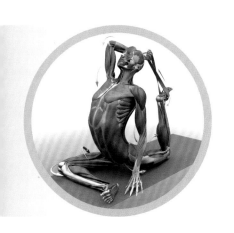

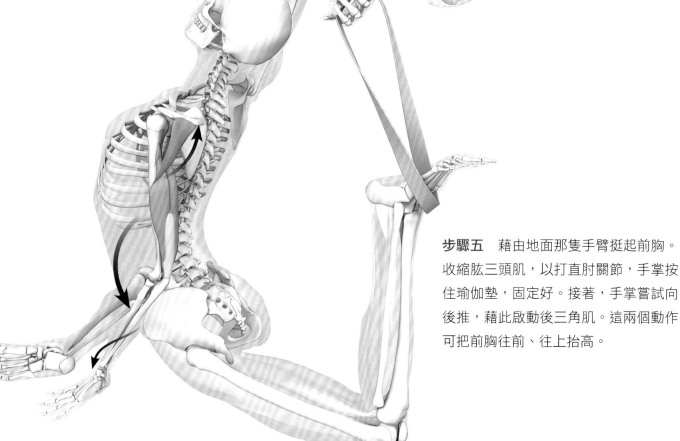

▶ **步驟四**　拱背，令胸部向前擴展。這會啟動豎棘
肌和伸展脊椎的深層肌群（腰方肌）。收縮下斜方
肌，把肩膀往下拉，使之遠離耳朵；啟動菱形肌，將
兩塊肩胛骨拉向身體中線。這會打開前胸，宛如一隻
鴿子。我們在重要觀念一節說過，收縮胸小肌和前鋸
肌，可令前胸開展的動作臻於完美。

步驟五　藉由地面那隻手臂挺起前胸。
收縮肱三頭肌，以打直肘關節，手掌按
住瑜伽墊，固定好。接著，手掌嘗試向
後推，藉此啟動後三角肌。這兩個動作
可把前胸往前、往上抬高。

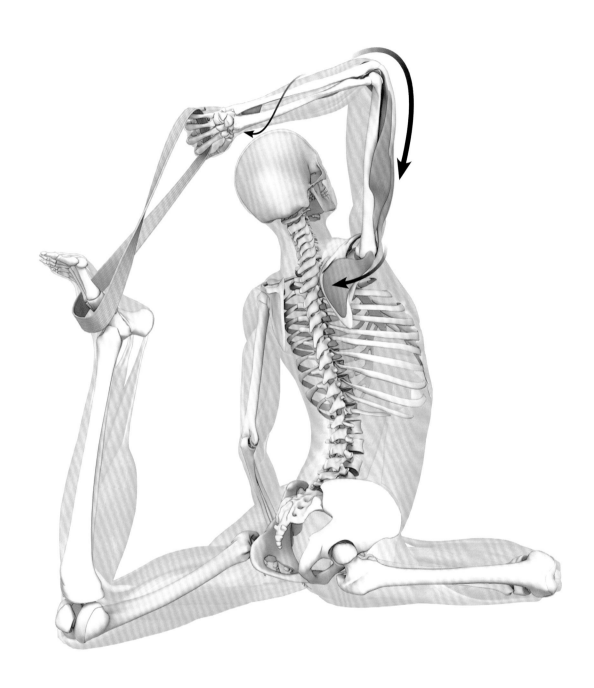

步驟六 用上面那隻手臂強化背部後彎。單手握住瑜伽繩，前臂旋前，掌心如上圖所示，翻轉向上。這會啟動旋前圓肌和旋前方肌。收縮肱三頭肌，嘗試打直肘關節，並啟動棘下肌和小圓肌，以外旋肩關節。這三個動作的力量傳到胸部，將胸部一舉往上拉。

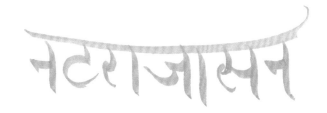

NATARAJASANA
舞王式

舞王式結合了後彎和單腳平衡的動作,非常具有挑戰性。所以,邁向舞王式的第一步就是了解這兩種類型的姿勢。一般說來,把困難部分先挑出來,掌握其餘部分。例如,將後彎姿勢和平衡動作區隔開來,各自練熟以後,再結合兩者。

先從後彎動作開始。做舞王式有個先決條件:要能深度伸展髖關節和大腿。因此,先伸展腰肌及其協同肌、恥骨肌、內收長短肌、縫匠肌,以訓練柔軟度。先一一伸展拉長這些肌肉,等身體夠柔軟,才開始練後彎體位,如向上弓式和駱駝式。接著練樹式和手抓腳趾單腿站立式,調整你的平衡感。瑜伽繩套住腳,一手握繩,一手放在牆上保持平衡,一步一步往舞王式邁進。

以上向讀者示範如何拆解進階體位,先針對各個局部動作預作準備,善用輔具,最後再將所有局部動作組合起來,完成標準體位。記住,這也是一段重要的旅程,過程之中每個環節皆有益於你。每一小段旅程都是瑜伽。

重要關節擺位

- 站立腿膝關節打直
- 站立腿髖關節屈曲
- 軀幹後彎
- 後抬腿髖關節伸展
- 後抬腿膝關節屈曲

- 踝關節蹠屈
- 握腳手臂肩關節屈曲,肘關節屈曲,前臂旋後。
- 平舉手臂肩關節屈曲,肘關節打直,前臂旋前。

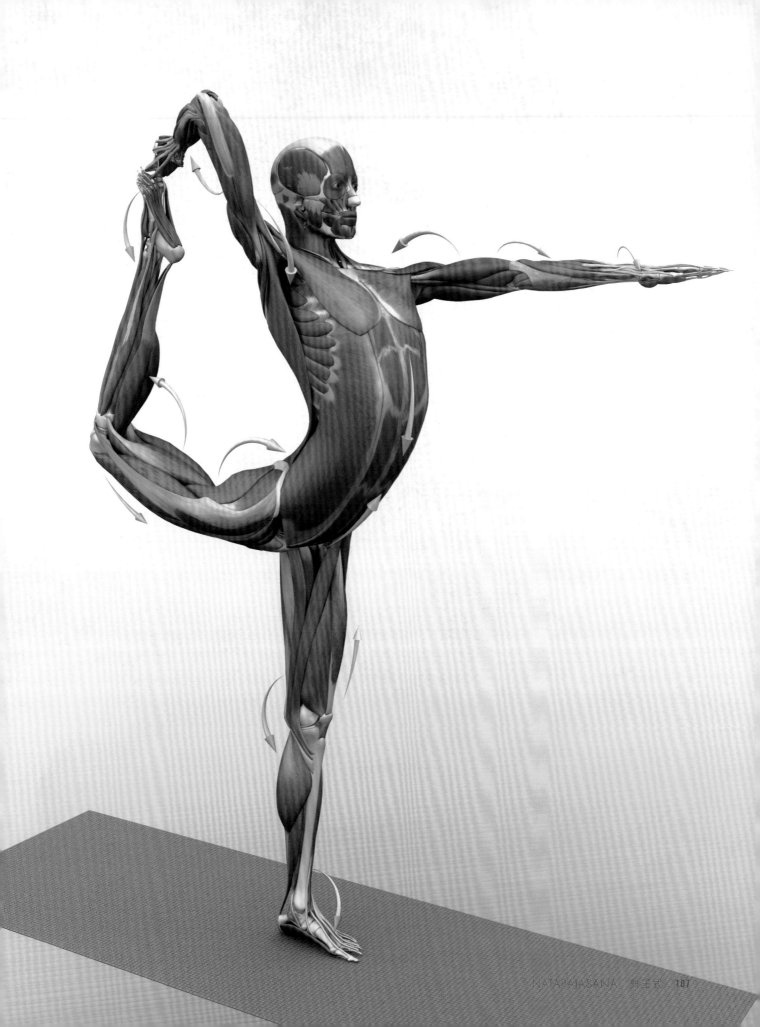

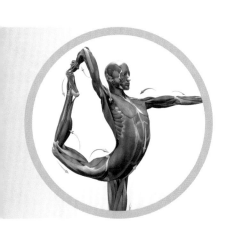

舞王式的準備動作

誘發式伸展是拉長肌肉最有效的方式,也是邁向舞王式此等進階體位的必經之路。以腰肌伸展動作(左下圖)來拉長髖屈肌。接著,利用椅子打開肩關節。這時,不妨再加個誘發式伸展,以肘關節抵靠椅面間歇性下壓,然後將放鬆反應所增加的長度伸展開來。

肌肉伸展完,我們要開始邁向舞王式嘍!一手扶牆,另一手抓穩踝關節。一開始不要太勉強,能做多少就做多少。等到身體夠柔軟,踝關節由後往上抬高(手臂向後舉)。這是舞王式的變化動作。另一種選擇是肘關節屈曲,手臂抬高過頭(跟向上弓式一樣)勾住大腳趾。這個動作也可以隨時使用瑜伽繩輔助套住腳。

離開時,先收縮直立腿的股四頭肌,以穩住身體。然後彎曲後腳膝關節,小心解開動作。舞王式有其難度,非一蹴可幾,可能要花上幾個月、甚至是幾年的時間才做得到,所以就算是中途打住也無妨。記住,持之以恆的練習和緩慢進步比過度鍛鍊更重要,循序漸進達成目標才是上策。

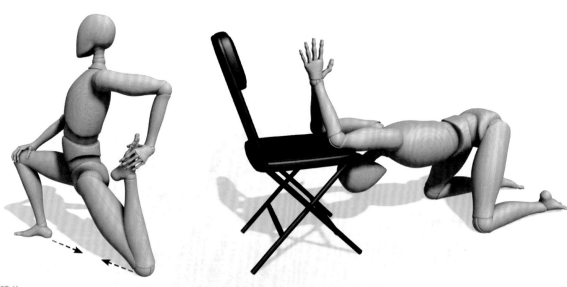

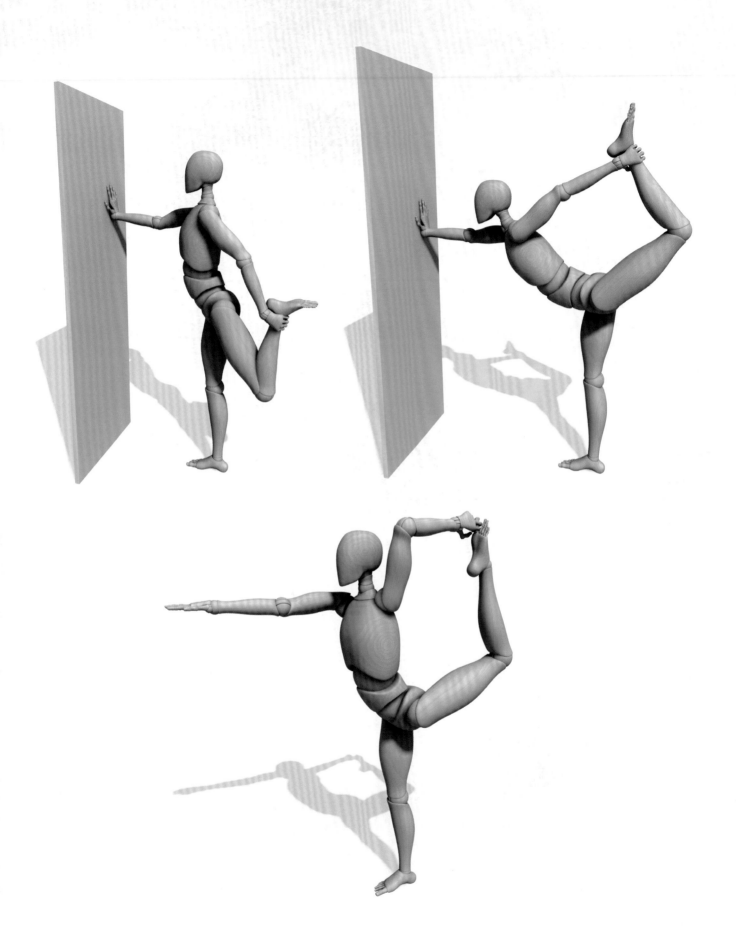

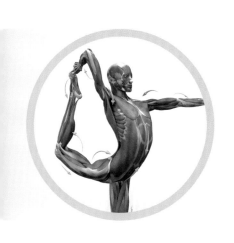

步驟一　站立腿有好幾塊肌肉處於啟動
的狀態。單腿站立時，髖關節外展肌
（闊筋膜張肌和臀中肌）會自動收縮，拉
動附在髂棘上的起端，這樣可拴住骨盆，
使之保持平衡。外展肌群要是衰弱無力或無
法正常運作，骨盆會往上抬腿一側陷落。在醫學
上這叫「特倫德倫伯格病徵」（Trendelenburg's sign）。
這時請觀想肌肉收縮，從骨盆核心來穩定姿勢。
收縮股四頭肌，以打直膝關節；闊筋膜張肌會幫忙股四
頭肌一起伸展膝關節，也可從外側穩定膝關節。足底腳
球壓向瑜伽墊，藉此啟動腓骨長、短肌。啟動脛後肌
（這塊肌肉可內翻踝關節），讓全身重量均勻分布於足
底。用屈趾肌來調節身體的平衡。別忘了，穩定度主要
來自骨盆。但我們仍應透過足部和踝關節肌肉的相互作
用，來調整穩定度。

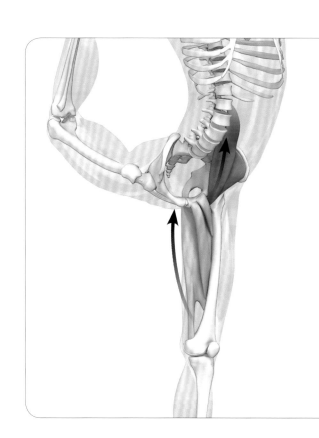

步驟二　收縮腰肌和內收肌群，以穩定站
立腿。觀察腰肌如何銜接腰椎和股骨，並
協助拱背。由於腰肌包覆骨盆前側，腰肌
一收縮，可令骨盆和軀幹向前傾斜。

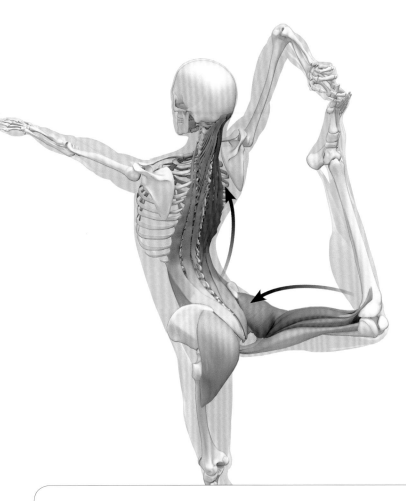

步驟三　用膕旁肌和臀大肌一起抬高後腿。在現階段，臀部肌肉先夾緊，尾骨向內捲。接著，放鬆膕旁肌，並收緊其拮抗肌（股四頭肌），加深拱背的弧度。腳從後面往上舉，膝關節容易向外偏移，故須啟動內收大肌，將大腿拉向身體中線，修正膝關節偏移的情況。內收大肌也可協助臀大肌做髖伸動作。

收縮豎脊肌和腰方肌以拱背，上舉腿這一側的肌肉要稍微用點力收緊。收縮站立腿的臀大肌，有助於你保持身體平衡。

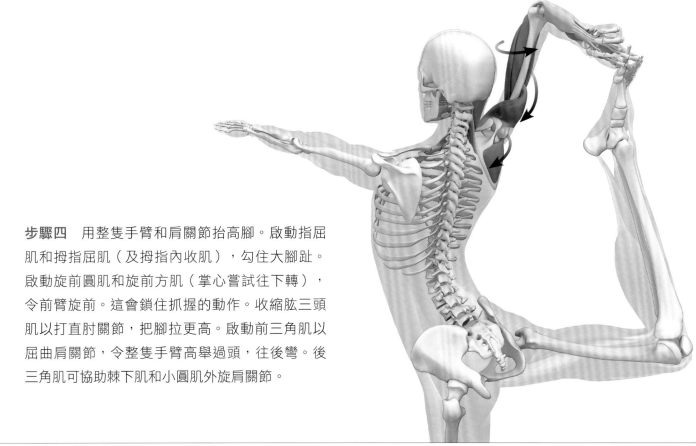

步驟四　用整隻手臂和肩關節抬高腳。啟動指屈肌和拇指屈肌（及拇指內收肌），勾住大腳趾。啟動旋前圓肌和旋前方肌（掌心嘗試往下轉），令前臂旋前。這會鎖住抓握的動作。收縮肱三頭肌以打直肘關節，把腳拉更高。啟動前三角肌以屈曲肩關節，令整隻手臂高舉過頭，往後彎。後三角肌可協助棘下肌和小圓肌外旋肩關節。

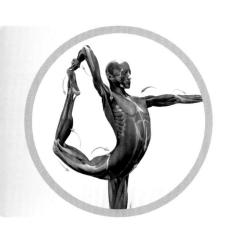

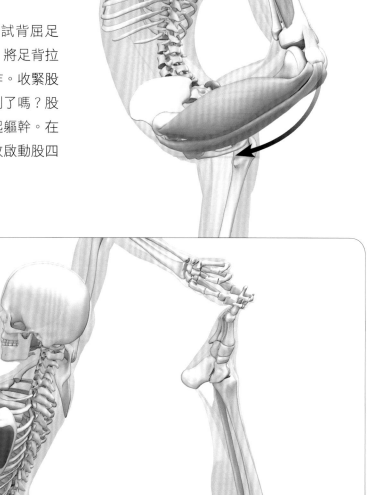

步驟五　收縮脛前肌和趾伸肌，嘗試背屈足部。收緊脛前肌和趾伸肌的訣竅是，將足背拉向脛骨。這會進一步鎖住抓握的動作。收緊股四頭肌，以加深拱背的弧度。注意到了嗎？股四頭肌一收縮，可打直膝關節並挺起軀幹。在舞王式，股四頭肌處於伸展狀態，故啟動股四頭肌這個動作屬於離心收縮。

步驟六　啟動肱三頭肌，以打直手臂，用前三角肌和側三角肌來抬高手臂（肩關節前側屈曲）。啟動棘下肌和小圓肌，以外旋肱骨；後三角肌是棘下肌和小圓肌的協同肌，會幫忙外旋肱骨。最後，用旋前圓肌和旋前方肌令前臂旋前，沿著整隻手臂形成一股螺旋力道。啟動旋前肌群的訣竅是，掌心向下翻。肩關節外旋，前臂則往反方向轉動，這兩個動作一結合，可收緊跨越肘關節的韌帶，穩定關節，創造鎖印。

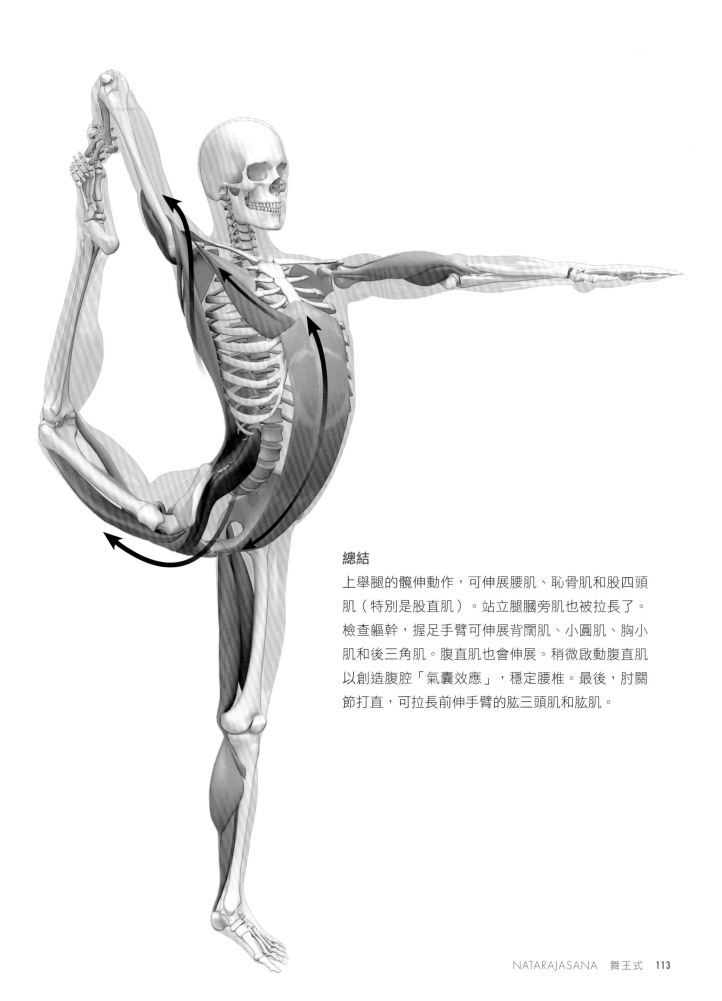

總結

上舉腿的髖伸動作,可伸展腰肌、恥骨肌和股四頭肌(特別是股直肌)。站立腿膕旁肌也被拉長了。檢查軀幹,握足手臂可伸展背闊肌、小圓肌、胸小肌和後三角肌。腹直肌也會伸展。稍微啟動腹直肌以創造腹腔「氣囊效應」,穩定腰椎。最後,肘關節打直,可拉長前伸手臂的肱三頭肌和肱肌。

扭轉體位
TWISTS

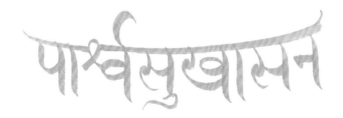

PARSVA SUKHASANA
簡易坐姿扭轉式

扭轉體位是利用上、下附肢骨骼（手和腳）的連結來扭轉中軸骨骼（脊椎與軀幹），進而拉長脊椎旋轉肌（附在一節一節脊骨上），豎脊肌、腰方肌，以及腹肌——也就是利用身體某一個部位來影響遠端部位。這是瑜伽體位法的中心思想，也是它跟西方物理治療最大不同之處。西方醫療體系通常著眼於局部，僅就局部結構發展鍛鍊方式。瑜伽體位法則著眼於整體，從全身看到一個體位，從一個體位看到整體練習，從整體練習看到生活全貌。

扶膝的手臂微彎，仔細觀察此屈肘動作怎麼轉動軀幹，扭轉骨盆，並影響雙腿。雙腿和骨盆則提供穩固的反作用力，將下半身轉離前胸和軀幹。肩胛帶和骨盆帶之間全靠脊椎銜接，只要轉動脊椎，便可做出扭轉體位。簡易坐姿扭轉式印證了一件事：我們可結合幾個次要動作來達成主要動作（上半身先轉向一方，再讓下半身轉向另一方）。

重要關節擺位

- 髖關節屈曲、外展、外旋
- 膝關節屈曲
- 軀幹伸展、旋轉

- 握膝手臂的肩關節屈曲，肘關節打直，前臂旋前。
- 後方手臂的肩關節伸展，肘關節打直，前臂旋前。

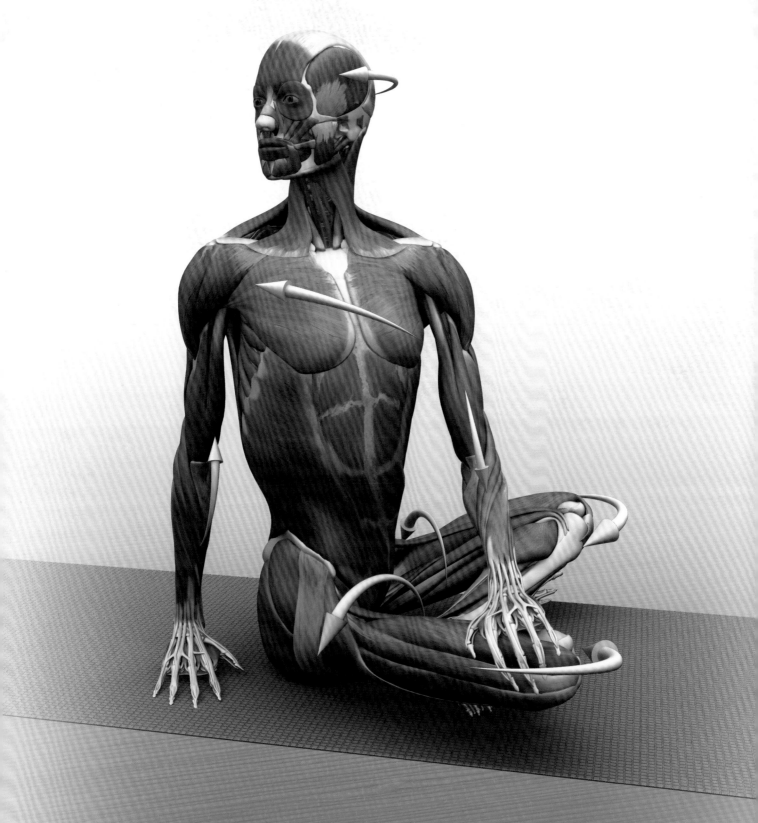

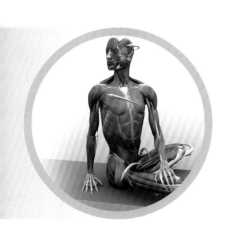

簡易坐姿扭轉式的準備動作

盤坐經驗不多的人，很容易如右頁上圖所示，上半身駝背。試試以下這個好方法，能有助拉直脊椎並穩定姿勢：雙手固定在膝上，屈肘，嘗試把背部往前拉，感覺好像要把膝蓋拉向身體。雙手和膝蓋實際上不會挪移，但前胸卻因此向前開展，挺直脊椎，這一切都要歸功背闊肌的閉鎖鏈收縮。在閉鎖鏈收縮，手臂無法挪移，故背闊肌止端保持固定不動，結果屈肘的動作反而把背闊肌的起端（沿著背部中線分布）往前拉，進而打開前胸。

這時一手放在另一側膝關節上，另一手放在身體後方地板上，並向地板下壓，藉此挺起前胸。握膝手臂肘關節彎曲，帶動軀幹進入扭轉。地板上那隻手臂嘗試向前推，由於掌心緊貼在地，向前推的力道於是轉化成扭轉的力量，轉動上半身。而身體嘗試轉離的那隻大腿要外展、外旋，用下半身抵抗上半身扭轉的力道。這令骨盆向下扎根。

進入扭轉體位以前，不妨先練習下圖的簡易扭轉側角式，培養柔軟度。反之，做站姿扭轉體位之前，也可練坐姿扭轉式預作準備。

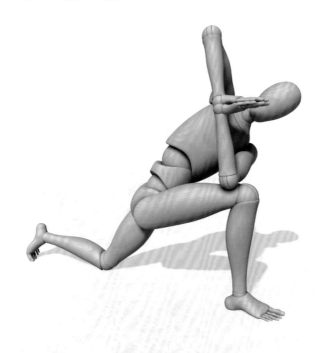

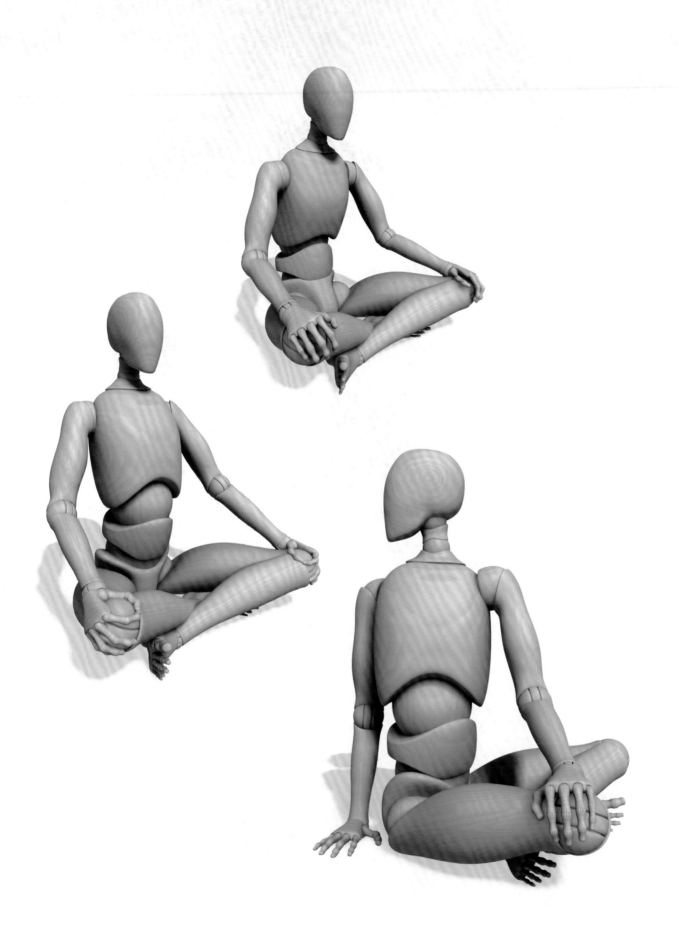

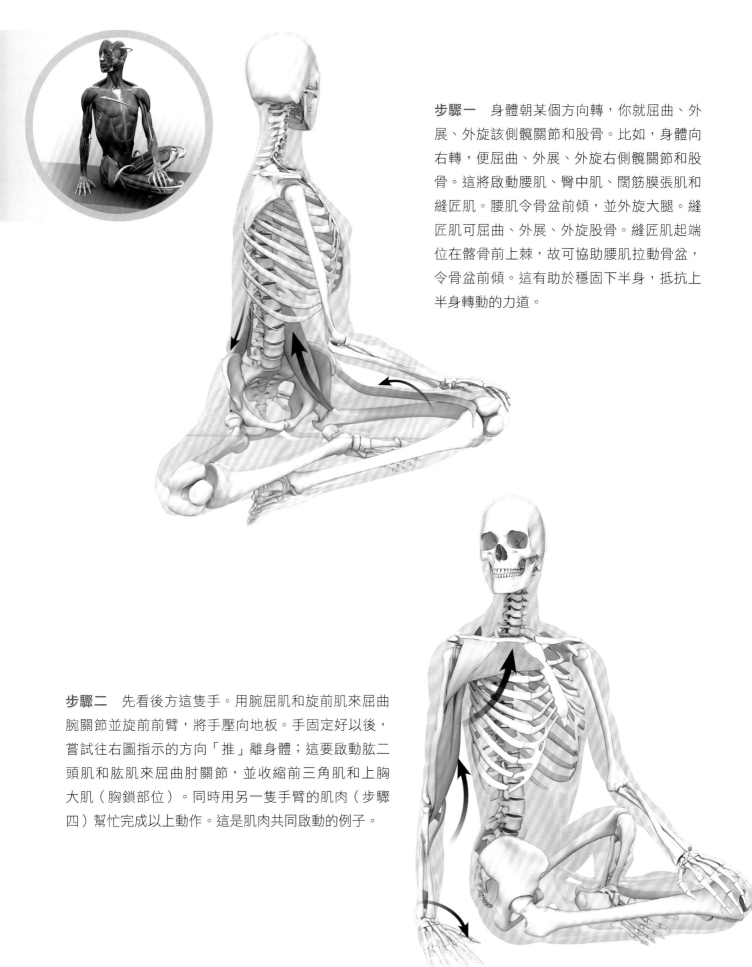

步驟一　身體朝某個方向轉，你就屈曲、外展、外旋該側髖關節和股骨。比如，身體向右轉，便屈曲、外展、外旋右側髖關節和股骨。這將啟動腰肌、臀中肌、闊筋膜張肌和縫匠肌。腰肌令骨盆前傾，並外旋大腿。縫匠肌可屈曲、外展、外旋股骨。縫匠肌起端位在髂骨前上棘，故可協助腰肌拉動骨盆，令骨盆前傾。這有助於穩固下半身，抵抗上半身轉動的力道。

步驟二　先看後方這隻手。用腕屈肌和旋前肌來屈曲腕關節並旋前前臂，將手壓向地板。手固定好以後，嘗試往右圖指示的方向「推」離身體；這要啟動肱二頭肌和肱肌來屈曲肘關節，並收縮前三角肌和上胸大肌（胸鎖部位）。同時用另一隻手臂的肌肉（步驟四）幫忙完成以上動作。這是肌肉共同啟動的例子。

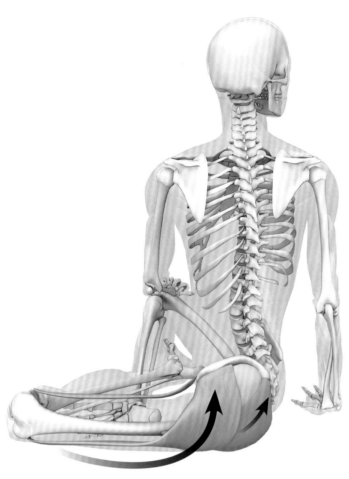

步驟三　注意力現在轉到沒被手握住的那隻腳。收緊縫匠肌以屈曲、外展、外旋該側髖關節和股骨。縫匠肌看起來像根繩子，對角橫跨大腿。夾緊該側臀部肌肉，以外旋髖關節，將大腿向外轉。啟動深層外旋肌，令骨盆向後、向下傾斜。這（後傾）跟步驟一腰肌的動作（前傾）一結合，可在整個薦髂韌帶創造「擰轉」的效果，收緊薦髂韌帶，穩定骨盆。收緊外展肌，將膝關節拉向地板。身體轉動時，對側腰椎容易凸出（比如身體向右轉，左側腰椎容易凸出），故須收縮對側腰方肌，矯正凸出的情況。

步驟四　用手握住對側膝關節，然後啟動橈側屈腕肌和尺側屈腕肌以屈曲腕關節，將手固定在膝上。收縮旋前圓肌和旋前方肌，令前臂向內轉動。用肱二頭肌和肱肌來屈曲肘關節。啟動背闊肌，感覺好像要把膝關節拉向自己，就像 118 頁所提及開展前胸的動作，屬於閉鎖鏈收縮。以上動作結合起來，才能把肩膀和胸腔往扭轉方向拉。

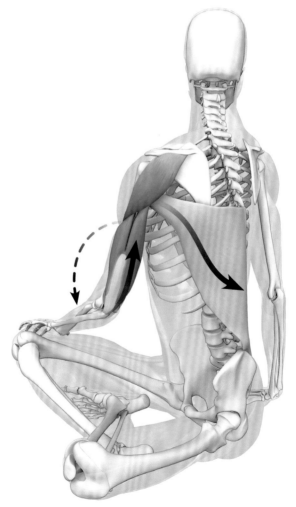

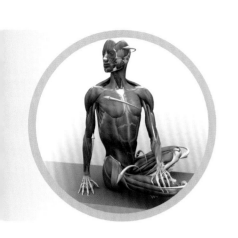

步驟五 菱形肌和前鋸肌可拴住肩胛骨，但在簡易坐姿扭轉，我們利用這兩塊肌肉的閉鎖鏈收縮來轉動胸部，就像管子套住另一個管子旋轉。啟動後手臂那一側的前鋸肌來擴展胸腔，使之進入扭轉。接著講解握膝手臂這一側。收縮該側菱形大、小肌，嘗試把肩胛骨往身體中線拉，但肩胛骨被手牽制住（透過手臂），無法移動，故菱形肌一收縮，反而拉動位在脊椎上的起端，加深扭轉幅度。以上動作要多加練習，這些肌肉一旦被「喚醒」，便有助扭轉上半身。

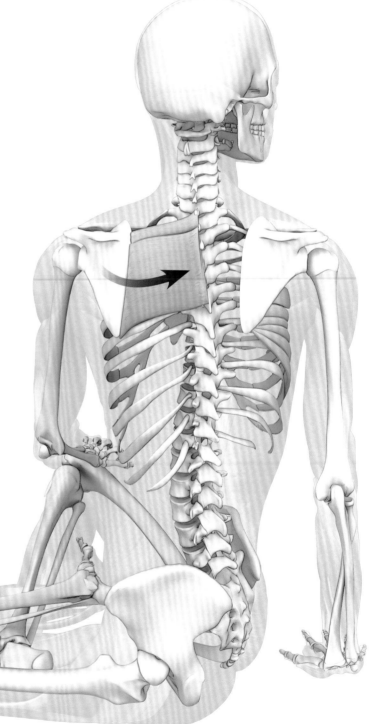

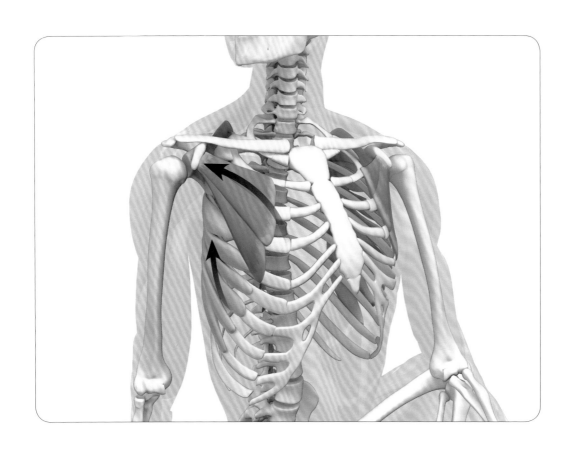

步驟六 不管做任何扭轉體位，胸廓多少都會塌陷。這是因為胸椎被肋骨束縛住，旋轉幅度有限，故要以呼吸輔助肌群來抵抗塌陷的傾向。先把肩胛骨拉向身體中線，將之固定在那兒。然後收緊胸小肌和前鋸肌來擴展胸腔。

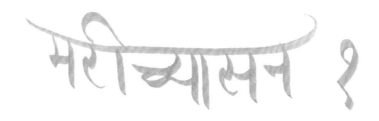

MARICHYASANA I
聖哲馬利奇式一

在聖哲馬利奇式一，我們要把上半身轉離下半身。這是聖哲馬利奇式一的重點。然而，此一重點扭轉其實由好幾個小扭轉共同創造的。例如，下半身若要轉離上半身，那麼，彎曲腿轉動的方向就必須有助於下半身轉離上半身，這樣才可強化下半身轉動幅度。所以在聖哲馬利奇式一，我們要外旋彎曲腿（視之為單一整體，像根圓木），內旋伸直腿。下肢兩個動作一結合，下半身便可轉離上半身。同樣地，我們應把彎曲腿該側的肩關節往下、往伸直腿方向轉，將另一側肩膀往上、往後帶，藉此轉動軀幹。

局部扭轉結合起來，肩膀跟骨盆才會各自往不同的方向轉動，刺激神經傳導能量由下往上貫通軀幹中脈。做好聖哲馬利奇式一的關鍵是，找出所有可轉動的部位，再加以結合，藉此強化扭轉。

重要關節擺位

- 髖關節屈曲
- 伸直腿膝關節打直
- 環抱腿膝關節屈曲
- 軀幹屈曲、旋轉

- 肩關節內旋、伸展
- 肘關節打直，前臂旋前
- 被握手臂腕關節伸展

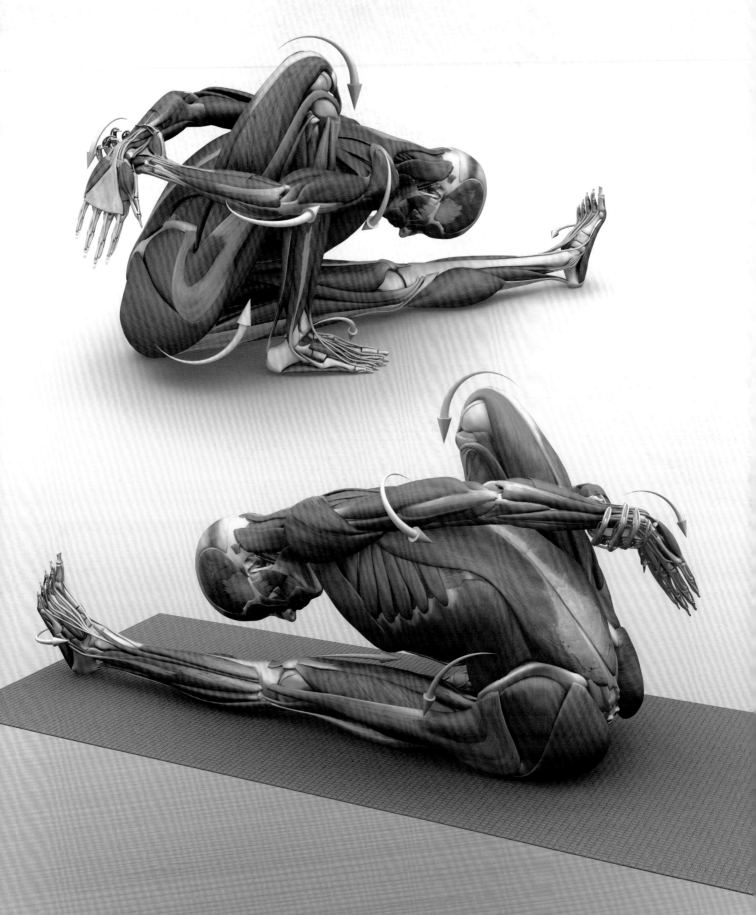

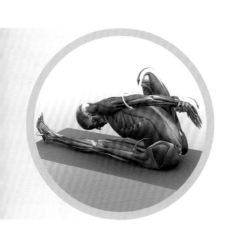

聖哲馬利奇式一的準備動作

先採手杖式。然後，屈曲髖關節，屈曲膝關節，擺出聖哲馬利奇式一大概的模樣。收縮膕旁肌，令大腿和小腿夾緊，強化屈膝動作。啟動伸直腿的股四頭肌，以打直膝關節。身體前彎，用屈膝腿一側的手臂去握住伸直腿足部。另一手則放在髖部旁邊，以掌壓地。握足的手臂屈肘，另一手打直。同時觀察這兩個動作如何轉動身體。

接著，雙手繞背交握或抓住瑜伽繩。屈膝腿側肩關節向前繞轉，而伸直腿側肩關節向後繞轉。軀幹屈曲，把身體拉到伸直腿正上方。上半身前彎到底，再把肩膀拉離耳朵。離開時，雙手鬆開，身體轉向屈膝腿，解開伸展動作；身體坐直，屈膝腿打直，回到手杖式。

在準備階段，我會練仰臥弓箭步（右頁左上圖），鍛鍊屈膝腿髖伸肌的柔軟度。

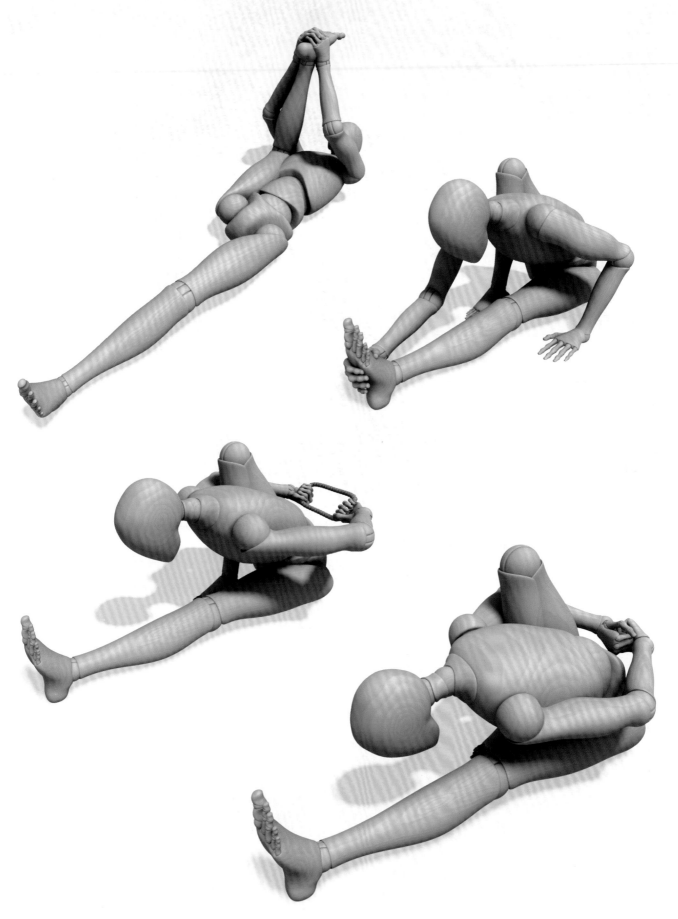

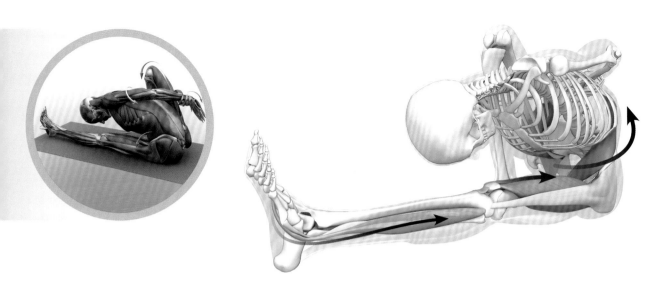

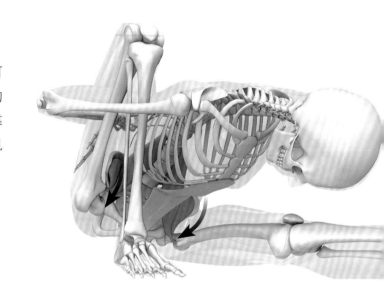

步驟一　啟動股四頭肌以打直伸直腿，再收縮腓骨長、短肌，把足部稍微向外轉，並打開足底。啟動闊筋膜張肌來幫忙股四頭肌打直膝關節，並協助你做髖屈動作。闊筋膜張肌還有個重要功能，即內旋伸直腿的髖關節和股骨。別忘了，由於身體前屈，臀大肌處於伸展狀態。臀大肌一伸展，會外旋股骨，導致膝蓋向外倒。而闊筋膜張肌恰可抗衡外旋的力道，把膝蓋轉回中位。

▶ **步驟二**　收縮腹肌，把軀幹往前拉。兩側腰肌可協助腹肌屈曲髖關節。先看伸直腿，啟動該側腰肌的訣竅是，將腿抬離地板；而彎曲腿一側，軀幹緊靠大腿。這三動作會使骨盆前傾，強化伸直腿膕旁肌的伸展。啟動根鎖，將尾骨往前拉，令薦骨後仰。這可跟軀幹前屈的力道相抗衡，有效穩定骨盆。

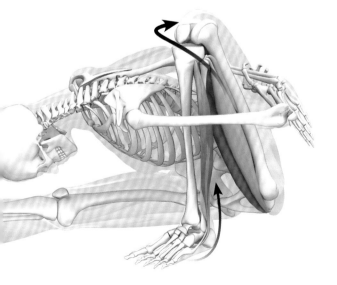

◀ **步驟三**　收縮膕旁肌以屈曲膝關節。別忘了，內側膕旁肌（半膜肌和半腱肌）也可內旋脛骨。所以，足底腳球壓向地板，足部稍微向內轉，藉此啟動內側膕旁肌。當膝關節屈曲、大腿小腿相互緊靠時，我們應將這兩部位視為一個整體，像根圓木。這就表示，彎曲腿脛骨內旋的動作可外旋髖關節。為了幫忙外旋髖關節，我們還要捲尾骨，以便啟動深層外旋肌。如此一來，下半身彎曲腿轉動的方向就會跟上半身轉動的方向正好相反。

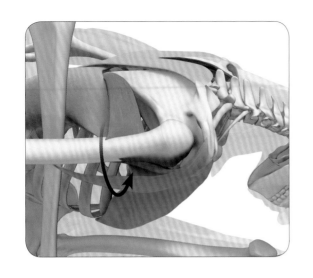

步驟四　內旋肩關節，不過屈膝腿這一側的肩關節內旋幅度
要比另一側多，把上半身轉往伸直腿。進入體位前，不妨先
去感覺到底是哪些肌肉調控肩內旋。一手先放在下背腰椎
處，接著稍微抬離背部。再用另一手去感覺這動作如何啟動
下胸大肌和三角肌。背闊肌、大圓肌、肩胛下肌也會幫忙內
旋肩關節。

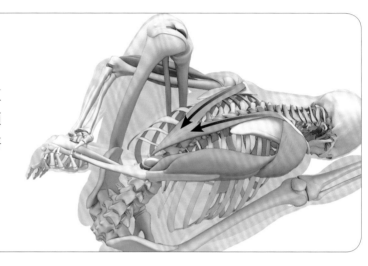

步驟五　最後，收縮肱三頭肌，嘗試打直
手臂，再啟動下斜方肌，把肩膀拉離頸
部。這會把身體往前拉。用後三角肌，將
兩隻手臂抬離背部。

總結

結合以上所有動作，終於形成一個兼具前彎和扭轉的
奇特體位。下半身，兩腿臀大肌和伸直腿膕旁肌伸
展。背部肌肉（含豎脊肌、脊椎旋轉肌和腰方肌）全

部伸展。肩關節內旋，可伸展棘下肌、小圓肌和局部
三角肌。

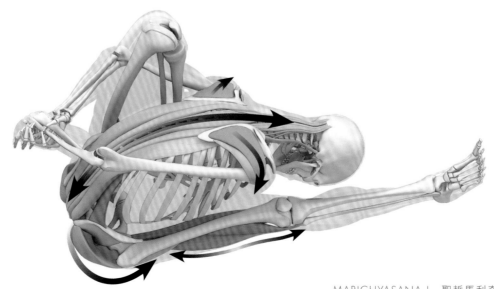

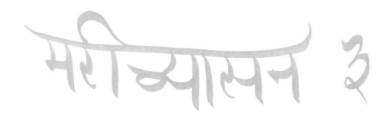

MARICHYASANA III
聖哲馬利奇式三

在聖哲馬利奇式三，我們要把上半身轉離伸直腿，轉向屈膝腿。而下半身（從骨盆沿雙腿而下）也要轉離上半身。肩關節和髖關節之間主要是靠扭轉的軀幹和脊柱銜接。每個身體部位構成一個局部動作，而每個局部動作又可幫助你完成主要動作。我們先看上、下肢銜接方式，在聖哲馬利奇式三，我們以手環繞屈膝腿。手繞膝乃是整個體位的槓桿支點，可衍生出各種變化式，一切端看你怎麼運用手腳。變化式一，膝關節固定不動，用手臂抵住膝關節反推，借力轉動身體。變化式二，這次換手臂固定不動，改由大腿外側抵住手臂反推。觀察兩者效果有何不同。最後是手臂和大腿互推，力量均等。發現了嗎？姿勢一樣，可是手腳運用方式不同，三者感覺有何差異？再看肩關節，旋轉肌群（肩關節深層肌）可巧妙加深扭轉幅度。至於淺層肌肉（三角肌和背闊肌）內含旋轉纖維，轉動幅度視纖維角度而定。最後看屈膝腿，整隻腳從足部到髖部有多塊肌肉可做程度不一的旋轉，只要啟動其中一塊，便能強化重點扭轉。別忘了呼吸，呼吸乃是練習時不可或缺的輔助配樂。

重要關節擺位

- 髖關節屈曲
- 伸直腿膝關節打直
- 環抱腿膝關節屈曲
- 軀幹旋轉

- 肩關節內旋、伸展
- 肘關節打直，前臂旋前
- 被握手臂腕關節伸展

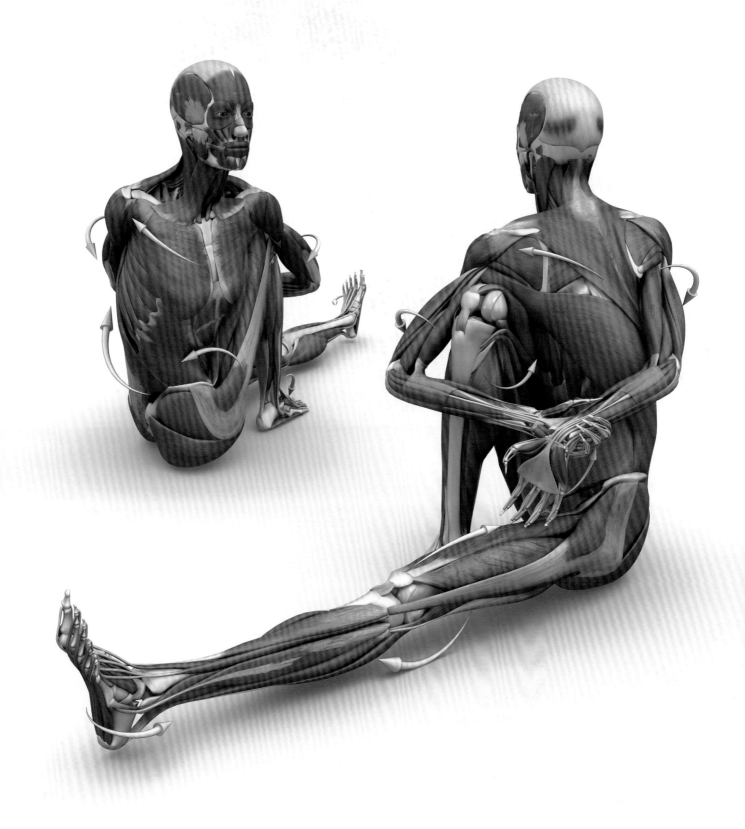

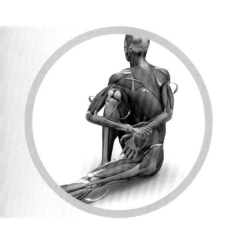

聖哲馬利奇式三的準備動作

一手環抱膝關節，屈肘，把軀幹拉向大腿。膝關節緊貼前胸。然後，大腿外側往手的方向推。察覺到了嗎？外推動作可幫忙轉動身體。另一手則放在薦骨後方幾英吋的地方，掌心壓地，肘關節打直，挺起前胸。接著，手掌嘗試往前推，加深扭轉幅度。

等到身體更柔軟，手肘外側抵住膝關節。膝關節和大腿保持固定不動，手肘用力抵住大腿外側，然後轉動身體。接著，換手肘固定不動，改用膝蓋施力抵住手肘反推。最後再膝關節和肘關節互推，施力均等。觀察手肘施力、大腿施力跟兩者一起施力這三種方式的效果各有什麼不同。接著，抵住膝蓋的手臂內旋，從前面繞過膝蓋到背後去找另一手。另一隻手臂同樣內旋，但繞過後背去找前面那隻手。雙手要是無法交握，可用瑜伽繩輔助，由繞膝手臂拉動瑜伽繩，將上半身帶進更深的扭轉。等到雙手可以碰到彼此，先以手指交叩，之後再一手握住另一手腕關節，以加深動作（如右方最下圖所示）。伸展繞背手臂的腕關節，可鎖住抓握的動作。

別忘了伸直腿。上半身扭轉，容易使伸直腿內旋。為了平衡內旋力道，要收緊臀部肌肉，把大腿後側壓向地板，接著外旋大腿，令膝蓋骨朝向正上方。

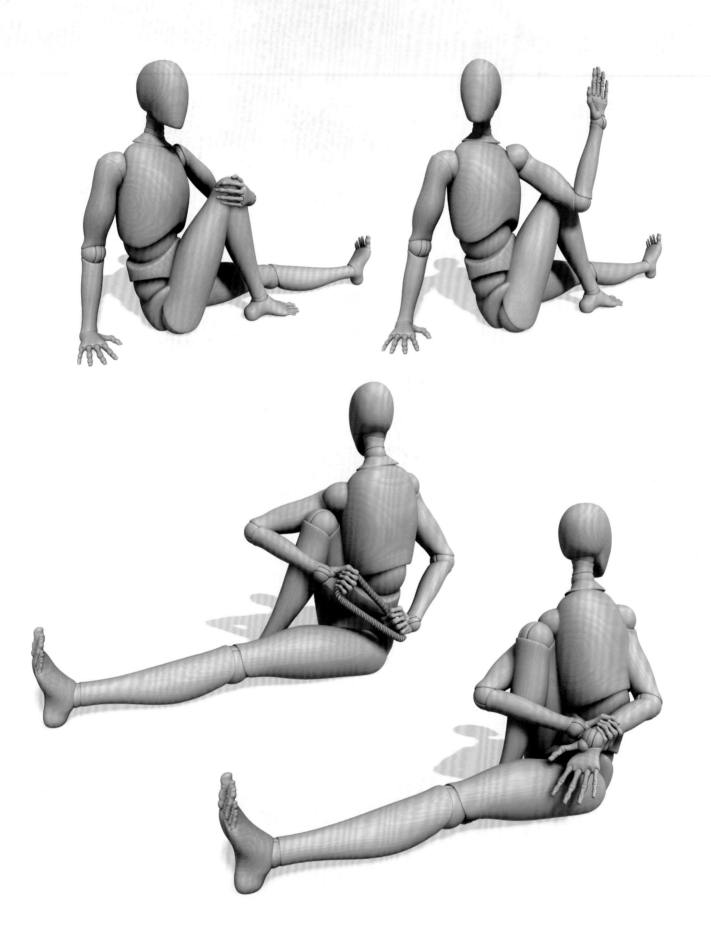

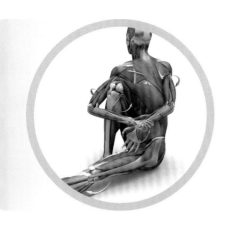

步驟一　啟動腰肌及其協同肌，以屈曲髖關節。股骨屈曲，骨盆前傾，要仔細觀察兩者的對應關係（即股骨骨盆節律 femoral-pelvic rhythm）。收縮膕旁肌，以屈曲膝關節。請注意，膝關節可微幅轉動，故能幫忙扭轉。啟動外側膕旁肌（股二頭肌），以轉動膝關節，啟動的訣竅是將足底腳球壓向瑜伽墊，嘗試微幅外旋足部（如圖所示）。膝關節屈曲時，大腿和小腿的動作是一體的（像根圓木），這就表示脛骨外旋的動作可內旋髖關節。而髖內旋又可進一步把下半身轉離上半身，加深扭轉。

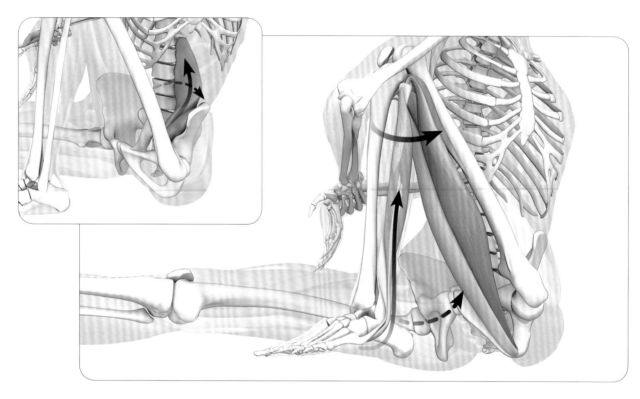

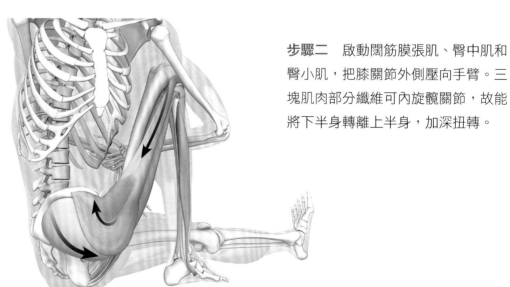

步驟二　啟動闊筋膜張肌、臀中肌和臀小肌，把膝關節外側壓向手臂。三塊肌肉部分纖維可內旋髖關節，故能將下半身轉離上半身，加深扭轉。

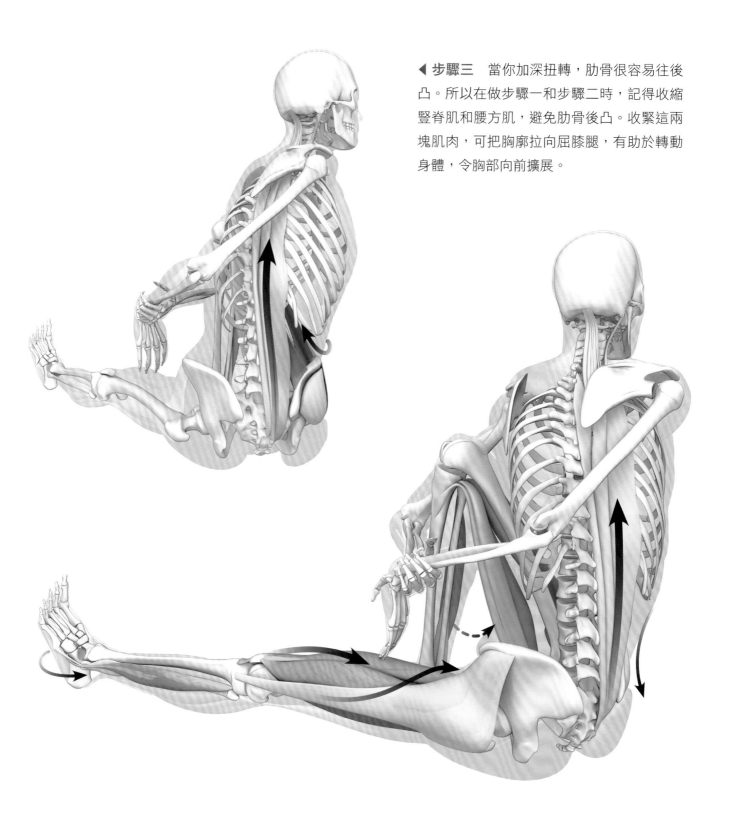

◀ 步驟三 　當你加深扭轉，肋骨很容易往後凸。所以在做步驟一和步驟二時，記得收縮豎脊肌和腰方肌，避免肋骨後凸。收緊這兩塊肌肉，可把胸廓拉向屈膝腿，有助於轉動身體，令胸部向前擴展。

步驟四 　啟動股四頭肌，以打直伸直腿。上半身轉動時，多少都會造成大腿內旋，所以要外旋大腿，將伸直腿轉離上半身，膝蓋骨保持面朝上。大腿內旋和外旋的力道要平衡，過與不及都會造成膝蓋側倒。所以，先收緊臀大肌，把大腿後側壓向地板。捲尾骨，藉此啟動深層外旋肌，微幅外旋大腿，把膝蓋轉向正上方。再收緊闊筋膜張肌和臀中肌，抵消外旋的力道，穩定大腿。

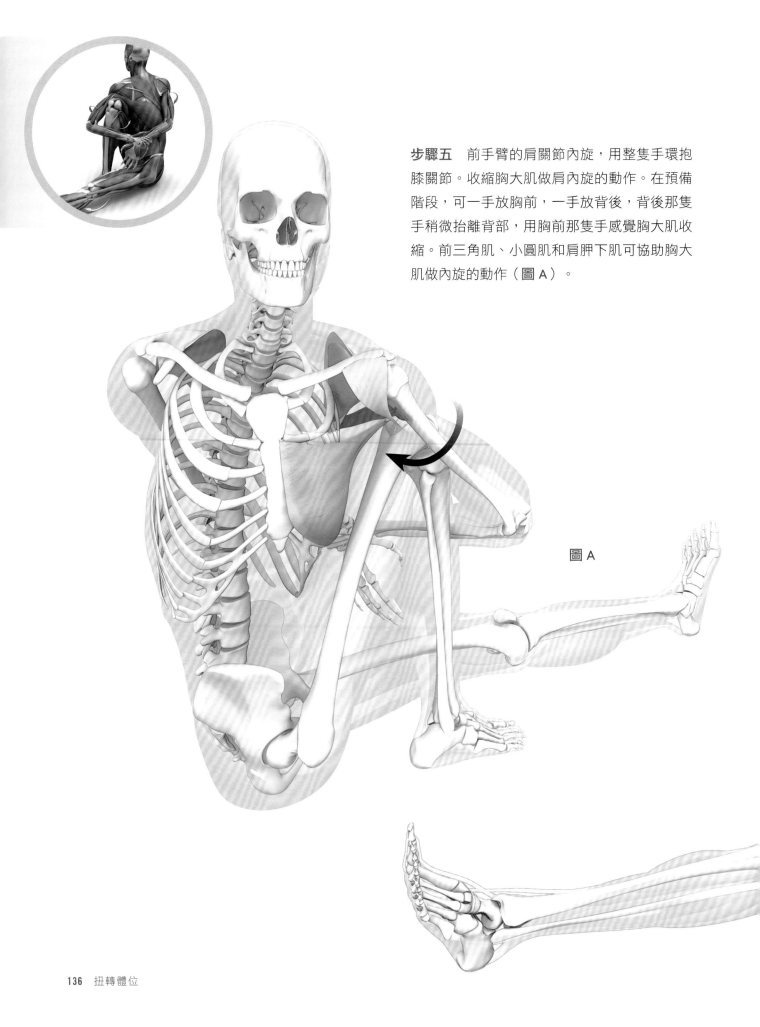

步驟五 前手臂的肩關節內旋，用整隻手環抱膝關節。收縮胸大肌做肩內旋的動作。在預備階段，可一手放胸前，一手放背後，背後那隻手稍微抬離背部，用胸前那隻手感覺胸大肌收縮。前三角肌、小圓肌和肩胛下肌可協助胸大肌做內旋的動作（圖 A）。

圖 A

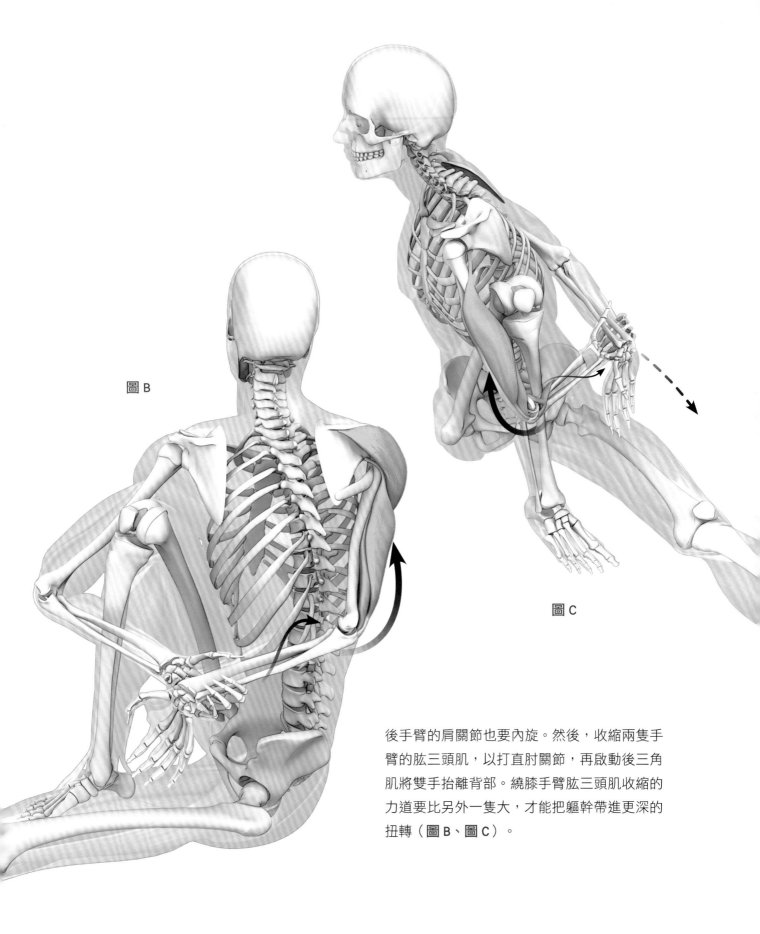

圖 C

後手臂的肩關節也要內旋。然後，收縮兩隻手臂的肱三頭肌，以打直肘關節，再啟動後三角肌將雙手抬離背部。繞膝手臂肱三頭肌收縮的力道要比另外一隻大，才能把軀幹帶進更深的扭轉（圖 B、圖 C）。

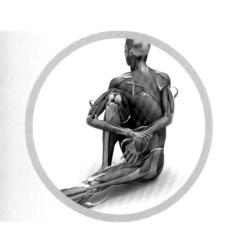

步驟六 收緊菱形肌，將後手臂的肩胛骨拉向脊椎。啟動前鋸肌，將前手臂的肩胛骨拉離身體中線（感覺好像要把東西推離身體一般）。在這兩塊肌肉協助下，肩膀便可帶動胸部扭轉。

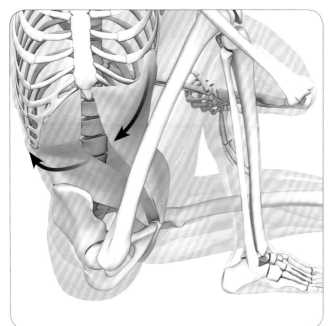

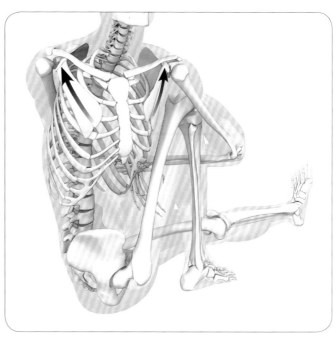

步驟七 將前手臂的肩關節轉向膝關節。這會啟動前手臂一側的腹外斜肌和後手臂一側的腹內斜肌。軀幹往對側膝關節屈曲，可單獨收縮這兩塊肌肉。胸部旋轉會扭曲胸廓，腹肌收縮則把腹腔內臟擠到

橫膈膜。兩個壓迫動作一結合，容易導致呼吸短淺。故可用呼吸輔助肌（特別是胸小肌和前鋸肌）有力擴展胸廓，抵抗外在壓力。

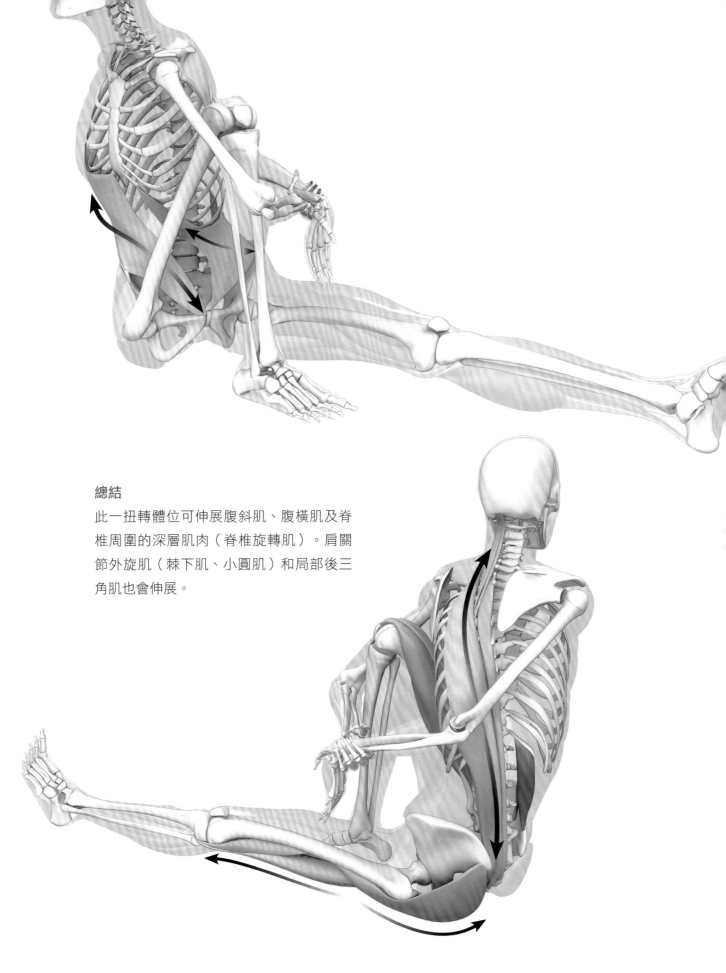

總結

此一扭轉體位可伸展腹斜肌、腹橫肌及脊椎周圍的深層肌肉（脊椎旋轉肌）。肩關節外旋肌（棘下肌、小圓肌）和局部後三角肌也會伸展。

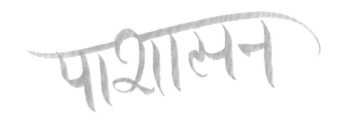

PASASANA
套索扭轉式

我總是把瑜伽體位比喻為故事，每一個故事都是由好幾個橋段串接而成。練習時，我們將套索扭轉式拆成幾個局部動作，就好像把故事拆成不同橋段解析。最後再把局部動作組合起來，形成一個完整的體位。仔細觀察局部動作對整體的影響，因為瑜伽體位牽一髮而動全身，部位跟部位之間關係密切，這也是瑜伽跟西方物理治療最大的不同，西方物理治療重視局部（如肩膀或膝蓋痛），而瑜伽著眼於整體。不過，我們仍可從局部動作學到不少東西，之後再加以整合，融入整個體位。以套索扭轉式為例，這體位內含幾個特定動作。

先看腿部動作。由於足部和踝關節背屈，小腿後肌（俗稱小腿肚）處於伸展的狀態。但套索扭轉式的伸展又跟下犬式的伸展稍有不同。在下犬式，小腿後肌靠近膝關節的區塊，伸展幅度較大。套索扭轉式的伸展則集中在小腿後肌末梢處（小腿後肌最後彎進阿基里斯腱，附著在足跟）。啟動小腿前側的脛前肌，強力背屈踝關節。同時，這動作也會刺激交互抑制作用，令腓腸肌和比目魚肌（脛前肌的拮抗肌）放鬆。

接著看骨盆和髖關節。假如身體往右轉，右側髖關節屈曲幅度會比左側大，導致兩邊膝蓋無法對齊。為解決這個問題，必須同時伸展前腿髖關節（用臀大肌）和屈曲後腿髖關節（用腰肌），在整個骨盆創造鎖印，以穩定姿勢。

最後看肩胛帶。肩關節和手臂肌肉利用槓桿原理，把上半身輕輕轉離下半身，伸展軀幹和背部肌肉。

重要關節擺位

- 髖關節屈曲、內收
- 膝關節屈曲
- 踝關節背屈
- 軀幹屈曲、旋轉

- 肩關節內旋、伸展
- 肘關節打直，前臂旋前
- 被握手臂腕關節伸展

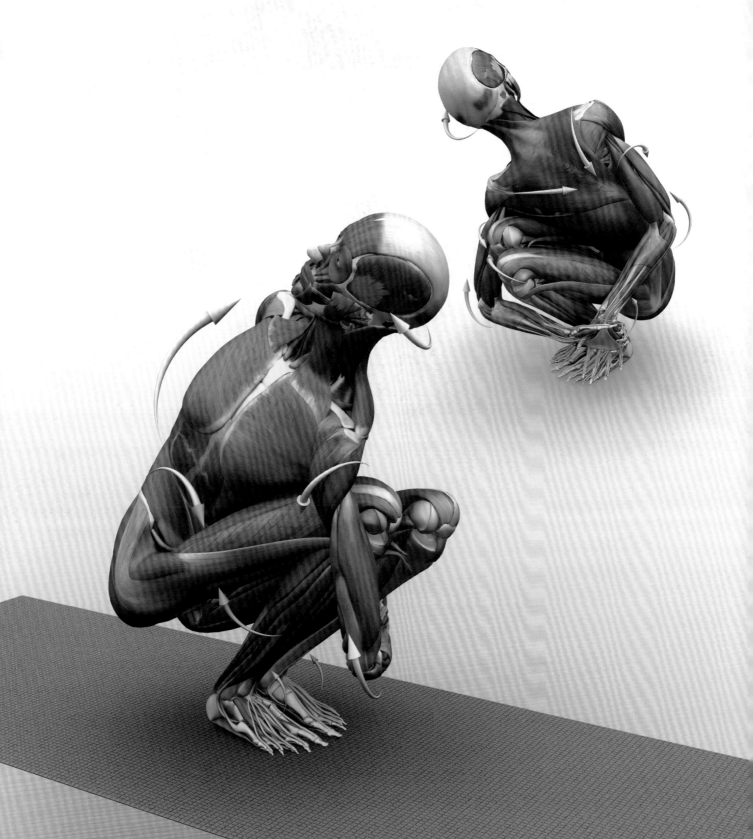

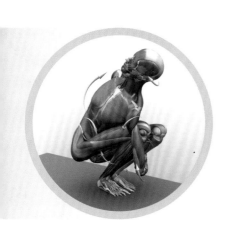

套索扭轉式的準備動作

可以將下犬式當作熱身動作，伸展小腿後肌。即使下犬式伸展焦點跟套索扭轉式稍有不同，但下犬式能有效拉長小腿後側的腓腸肌和比目魚肌。若感覺小腿後肌緊繃，在足跟底下放塊瑜伽磚，幫助你保持平衡。用力收緊小腿前側肌肉，把足跟往地板方向帶（經由踝關節背屈的動作）。

至於手臂內旋的動作，可練習反轉祈禱式或牛面式（Gomukhasana）預作準備，軀幹旋轉則可練習聖哲馬利奇式三。雙手要是無法背後交握，就用瑜伽繩（或嘗試下圖利用椅子扭轉）。足跟和足底慢慢降到瑜伽墊上。然後收縮腹肌，小心解開動作。當身體扭轉，你會發現膝蓋一高一低。這時就按照步驟三和步驟四的說明平衡膝蓋高度，並同時創造鎖印。

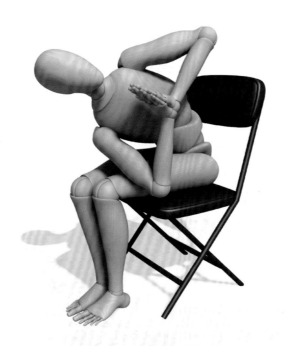

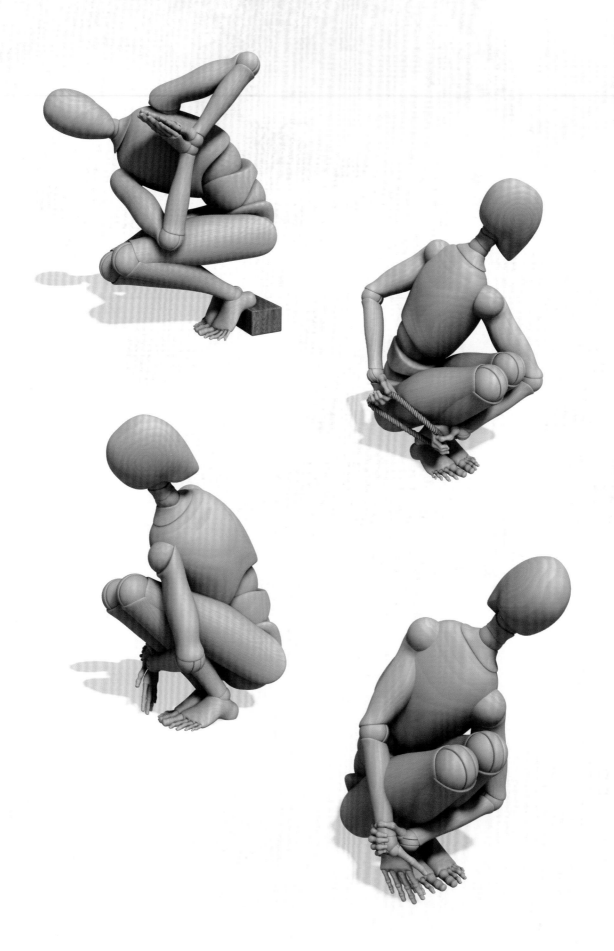

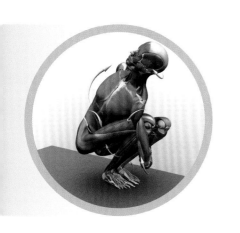

步驟一　在套索扭轉式，我們通常只靠身
體重量和地心引力，被動屈曲膝關節。為
了把它轉化成一個主動又充滿活力的動
作，要收縮膕旁肌以屈曲膝關節。這會
產生股四頭肌的交互抑制作用，使其
放鬆進入伸展。

背屈踝關節，把足跟降至地板。
足背往脛骨前側拉，藉此啟動
小腿前側的脛前肌，同時脊椎
也會通知腓腸肌和比目魚肌放
鬆（交互抑制作用）。

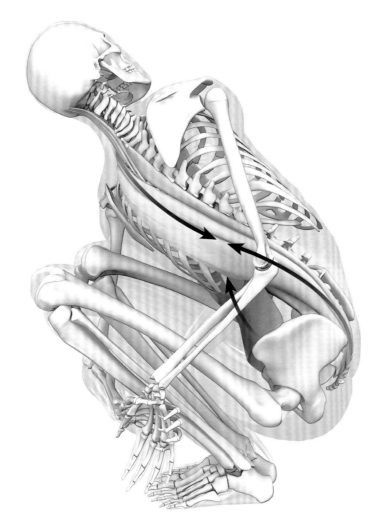

步驟二　啟動下側腹斜肌以側屈
和旋轉軀幹。而收縮豎棘肌和腰
方肌，也可幫忙側屈軀幹。啟動
豎棘肌和腰方肌的訣竅是，輕輕
拱起背部。

步驟三　由於骨盆轉動，兩腳膝關節無法
對齊，所以我們要往雙膝併攏、對齊的目
標慢慢前進。跟身體轉動方向同一側的髖
關節，屈曲幅度大於另一側。為了平衡兩
邊高低，故要收縮該側臀大肌（臀部夾
緊）加強髖伸動作。反觀另一側髖關節，
因髖伸幅度較大，故須啟動腰肌強化髖屈
動作，才可令兩腳膝關節對齊。腰肌是最
有力的髖屈肌，要收緊腰肌的訣竅是，大
腿往上抬，使之緊貼軀幹。共同收縮臀大
肌和腰肌，可在整個骨盆創造「擰轉」效
果，拉緊薦髂韌帶（韌帶牽引機制）。如
此一來，便可形成鎖印，穩定姿勢。

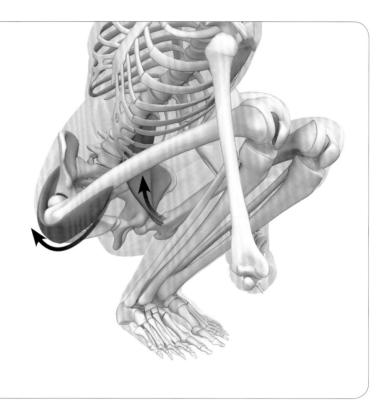

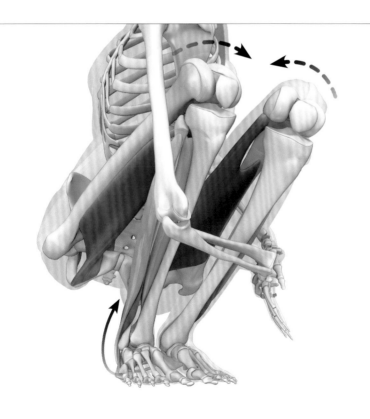

步驟四　等膝蓋對齊之後，收縮
大腿內側的內收肌，兩腳膝蓋夾
緊，使之就定位。啟動小腿外側
的腓骨長、短肌，把足底腳球壓
向地板。然後收縮脛後臀大肌肌
稍微內翻踝關節並提高足弓，藉
此平衡腓骨長、短肌的動作。這
兩個動作可把身體重量均勻分散
至足底。

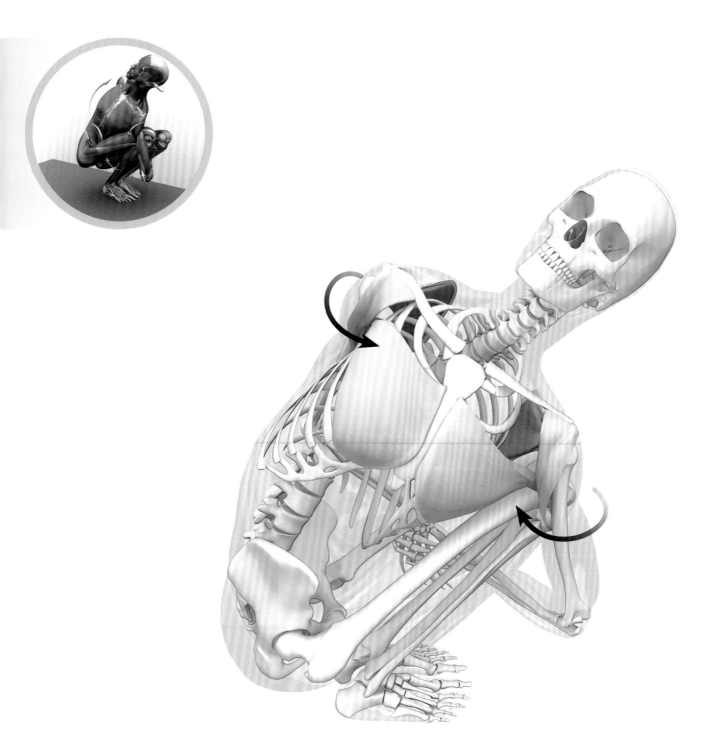

步驟五　啟動胸大肌、前鋸肌和肩胛下肌，以內旋肩關
節。啟動這些肌肉的訣竅是，想像把雙手抬離下背。

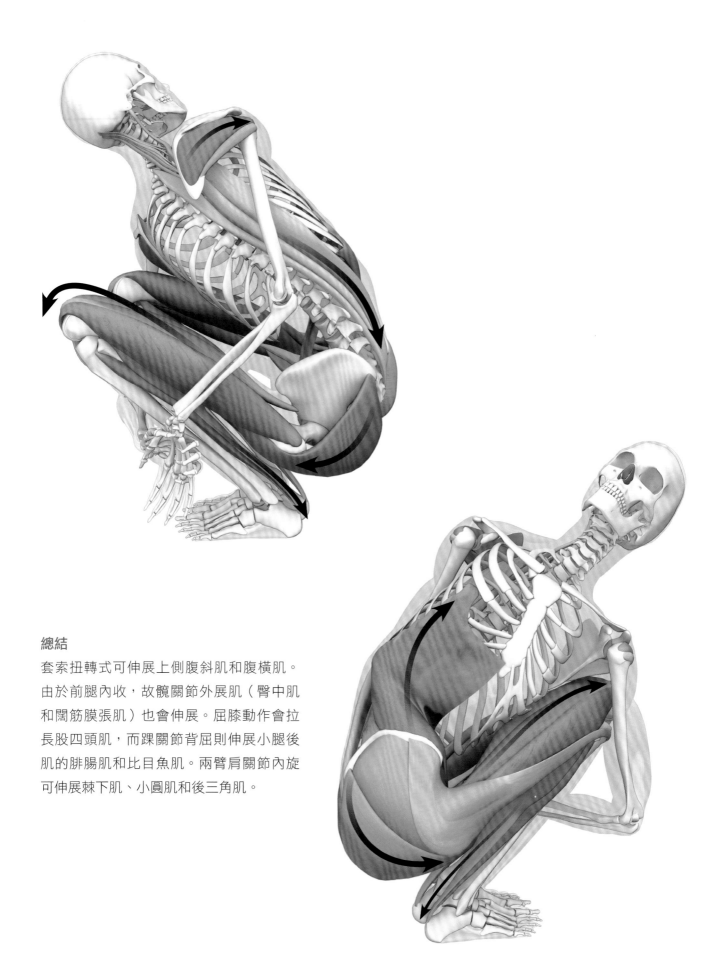

總結

套索扭轉式可伸展上側腹斜肌和腹橫肌。
由於前腿內收，故髖關節外展肌（臀中肌
和闊筋膜張肌）也會伸展。屈膝動作會拉
長股四頭肌，而踝關節背屈則伸展小腿後
肌的腓腸肌和比目魚肌。兩臂肩關節內旋
可伸展棘下肌、小圓肌和後三角肌。

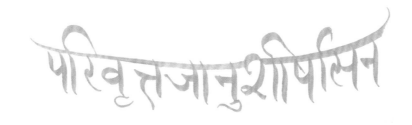

PARIVRTTA JANU SIRSASANA
反轉頭碰膝式

要是能在對的地方移動幾公分,就足以讓你體驗到瑜伽的深邃與奧妙。這般境界並非遙不可及,只消回歸體位,觀察各個部位的交互作用即可辦到。例如在反轉頭碰膝式,觀察下手臂的後側及肘關節怎麼跟伸直腿內側連結。三者之間的關係又對軀幹扭轉造成何等影響?結果你發現,用手臂後側去推膝關節內側,這就成了一個槓桿支點,可把胸部往上轉。而屈肘動作會把軀幹再往伸直腿的方向拉過去。接著看彎曲腿。大腿若外旋且向後外展,可增加上側軀幹伸展的幅度。

以三角檢視技巧鎖定體位焦點,再啟動肌肉以照亮目標區塊。在反轉頭碰膝式,肩屈肌收縮,肘關節彎曲,後腳轉動,骨盆向下扎根,把這四個動作結合起來,伸展焦點便落在上側腹斜肌。等你鎖定要伸展的肌肉,接著用脊椎反射弧放鬆它們。在反轉頭碰膝式,肩部肌肉雖可強化伸展,但並非腹肌的直接拮抗肌,所以不會出現交互抑制作用。如欲創造交互抑制作用,須啟動下側腹肌,以放鬆上側腹肌(下側腹肌的直接拮抗肌)。然後,再重新收緊手臂和腿部肌肉,以加深姿勢。這是個充分顯現身體各個部位交互作用的體位。

每個體位都有好幾個次要動作。以三角檢視技巧結合各個次要動作,以突顯某個部位或某塊肌群,再用生理反射弧拉長肌肉,可擴大關節活動的範圍。

- 彎曲腿髖關節屈曲、外展、外旋
- 彎曲腿膝關節屈曲
- 伸直腿髖關節屈曲、外旋
- 伸直腿膝關節打直
- 軀幹屈曲、旋轉

- 肩關節外展、屈曲
- 肘關節屈曲
- 前臂旋後
- 腕關節屈曲

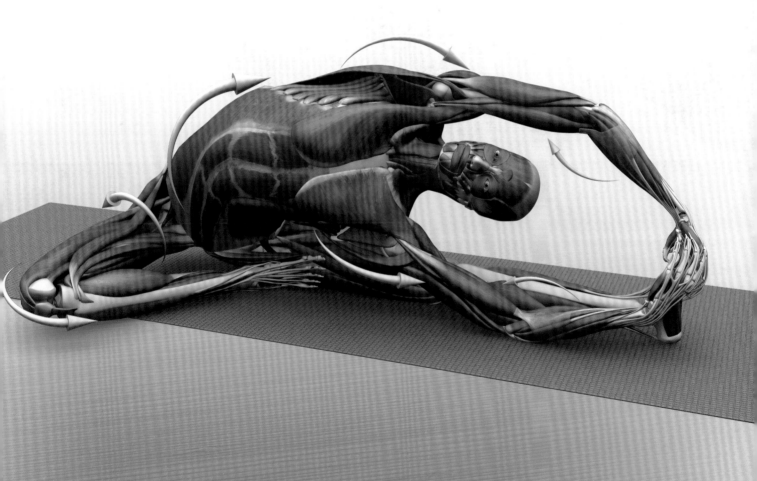

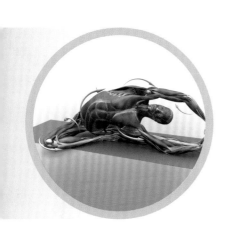

反轉頭碰膝式的準備動作

先用瑜伽繩套住伸展腿足部，軀幹側屈到大腿正上方。雙臂高舉過頭，屈肘。然後慢慢打直膝關節，把軀幹拉得更深。等你身體夠柔軟，拿掉瑜伽繩，雙手往前伸，握住足部。一開始可能要屈膝做這個變化式。手抓牢以後，收縮股四頭肌以打直膝關節。用彎曲腿和髖關節令骨盆向下扎根，這股向後的力量恰與軀幹前屈的力量相對。

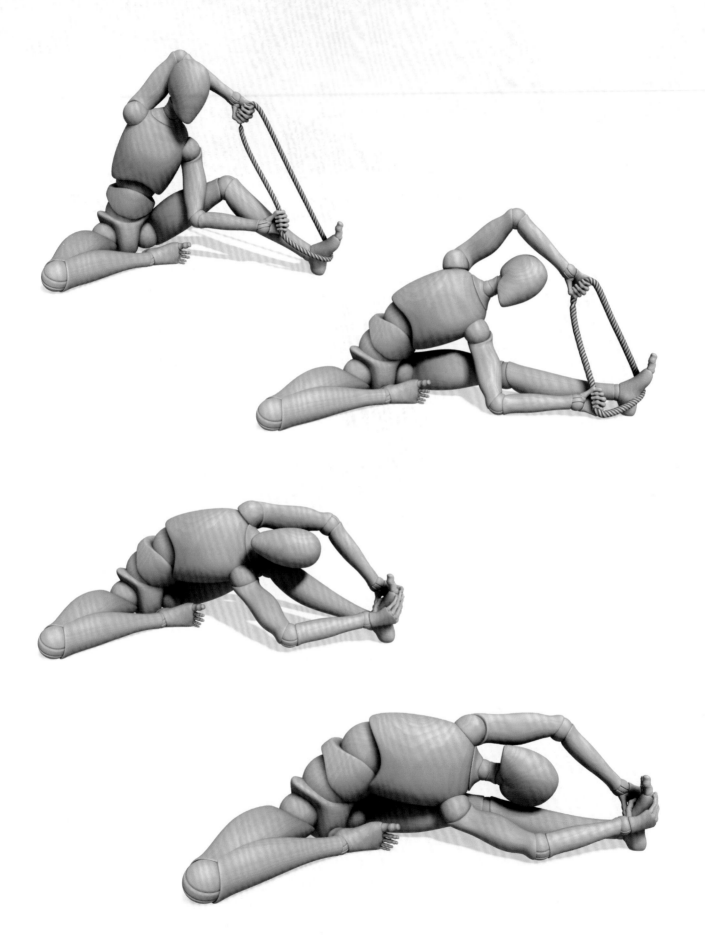

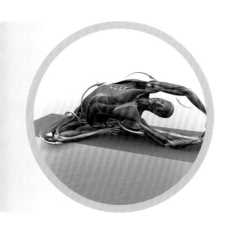

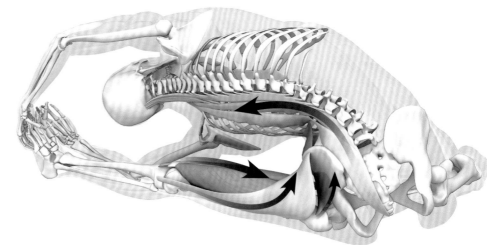

▲**步驟一**　收緊股四頭肌以打直伸直腿的膝關節。用大腿外側的闊筋膜張肌來協助股四頭肌打直膝關節。闊筋膜張肌也會屈曲和內旋大腿。臀小肌位在闊筋膜張肌的底層，故可協助闊筋膜張肌做出屈曲和內旋大腿的動作。臀小肌不易察覺，故須以觀想的方式協助收縮。股四頭肌收縮，可創造膕旁肌的交互抑制作用；闊筋膜張肌和臀小肌的屈曲纖維，則與腰肌攜手合作，刺激臀大肌產生交互抑制作用。

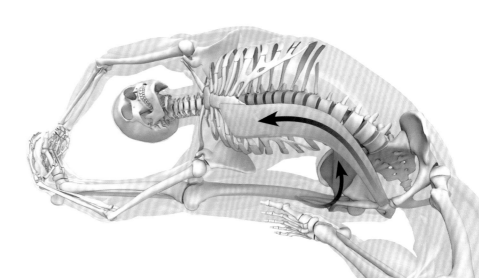

步驟二　軀幹側屈至伸直腿正上方。仔細觀察脊椎、骨盆、髖關節三者的聯帶運動。收縮腰肌和恥骨肌以屈曲髖關節，並將骨盆往前拉。啟動這兩塊肌肉的訣竅是想像自己正把整隻腿抬離地板。啟動下側腹肌，把軀幹拉向伸直腿，觀察此舉如何影響骨盆後側的坐骨結節，使其構成三角形的端點，並將注意力集中在膕旁肌的伸展。另一個端點是膕旁肌止端。收縮股四頭肌（參閱步驟一）以伸展膝關節，將膕旁肌的止端拉離起端。共同啟動軀幹下側肌肉和股四頭肌，使伸展焦點落在伸直腿後側的膕旁肌。

▶ **步驟三**　縫匠肌可屈曲、外展、外旋彎曲腿髖關節。膕旁肌可屈曲膝關節。收緊縫匠肌和膕旁肌做出以上動作，並留意這些動作如何影響上側軀幹的伸展。注意力如果一直放在握足跟打直伸直腿，很容易忽略彎曲腿的重要性。後腳的擺位乃是反轉頭碰膝式不可或缺的一環，因為它形成一股向後的力量，可加深軀幹的伸展。

步驟四　髖關節的外展肌和外旋肌（位置比臀大肌還深）乃縫匠肌和膕旁肌的協同肌。收縮臀大肌以外旋股骨，並啟動深層的外旋肌將尾骨向內捲。闊筋膜張肌和臀中肌可外展大腿。這兩塊肌肉的主要功能雖是外旋股骨，但本身帶有內旋纖維，故可保護膝關節。啟動膕旁肌以夾緊大腿和小腿，使之合為一體（像根圓木），接著再轉動股骨。把大腿往後、往下拉，朝斜角方向帶，保持膝蓋處在屈成關節可允許的動作之下。觀察這些動作如何強化髖關節和骨盆的穩定度，以鞏固體位。

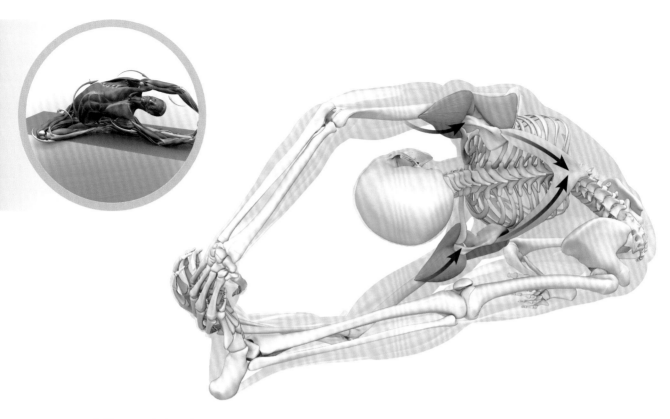

▲**步驟五**　收縮三角肌,令下手臂後側緊貼小腿內側,這動作可銜接上半身和下半身。由於手臂固定在大腿上,所以要啟動三角肌來轉動軀幹,而非移動手臂。啟動棘下肌和小圓肌,以外旋上臂。外旋肩關節可產生螺旋效果,這股螺旋力道沿臂而下進入握足手。收縮下斜方肌,把肩膀拉離頸部。結合肩外旋和肩膀往下拉的動作,可把胸部轉向前。啟動豎脊肌和腰方肌(特別是下側)做拱背的動作。

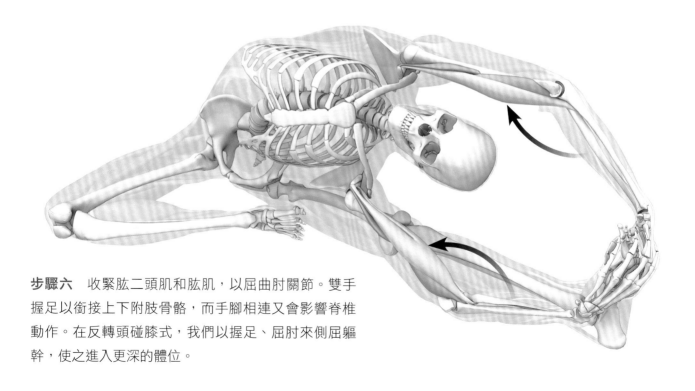

步驟六　收緊肱二頭肌和肱肌,以屈曲肘關節。雙手握足以銜接上下附肢骨骼,而手腳相連又會影響脊椎動作。在反轉頭碰膝式,我們以握足、屈肘來側屈軀幹,使之進入更深的體位。

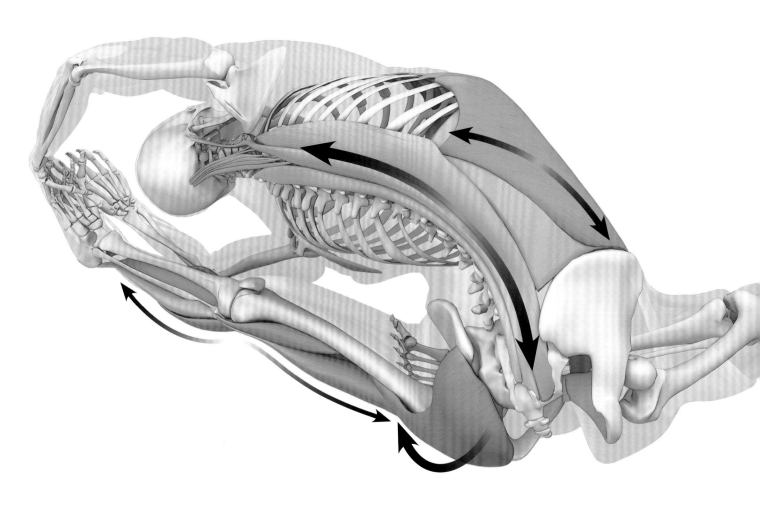

總結

結合以上所有動作，可深度伸展伸直腿後側的肌肉（腓腸肌／比目魚複合肌、膕旁肌、臀大肌）。上側豎脊肌、腰方肌和各種脊椎旋轉肌皆被拉長了。此外，上側腹斜肌和腹橫肌處於伸展的狀態。收緊下側豎脊肌和腹肌以加深軀幹屈曲的幅度，強化伸展。

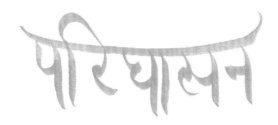

PARIGHASANA I
門閂式一

在門閂式一，伸直腿和軀幹的姿勢很像反轉頭碰膝式，不過彎曲腿的動作不一樣，門閂式一要內旋髖關節和大腿（反轉頭碰膝式則外旋彎曲腿）。彎曲腿內旋，會產生連漪效應，往上傳到軀幹，擴散至伸直腿。而髖關節伸展、外展，膝蓋指向後，產生一股向後拉的力道，導致軀幹容易向後倒，並內旋伸直腿。

為避免上述情況發生，我們要以伸直腿的外旋肌來抗衡內旋的傾向，將膝蓋帶回中位。雙手握腳，透過脊椎銜接肩關節和骨盆。胸部和軀幹側屈，形成一股向前拉的力道，結合彎曲腿的動作（向後拉），可大幅伸展身體側面和背部。收縮下側軀幹，伸展上側軀幹。然後，離心收縮上側軀幹肌肉（腹斜肌和腰方肌），以平衡跟穩定側屈的動作。這會啟動脊椎反射弧，刺激高爾肌腱器。離心收縮幾個呼吸後，上側軀幹的肌肉開始放鬆。利用肌肉放鬆的空檔，加深軀幹側屈及胸部扭轉的幅度。

重要關節擺位

- 彎曲腿髖關節屈曲、外展、內旋
- 彎曲腿膝關節屈曲
- 伸直腿髖關節屈曲、外旋
- 伸直腿膝關節打直
- 軀幹屈曲、旋轉

- 肩關節外展、屈曲
- 肘關節屈曲
- 前臂旋後
- 腕關節屈曲

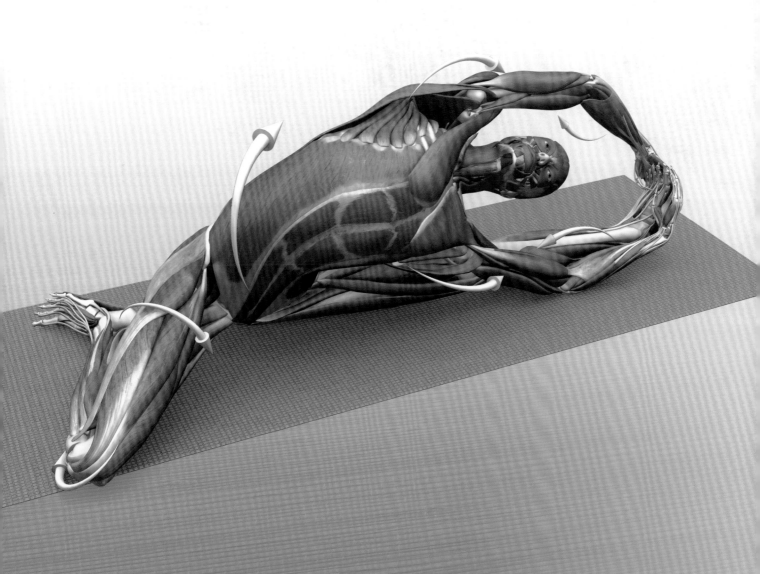

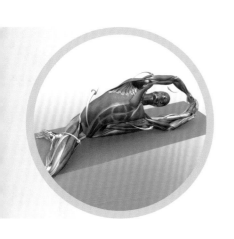

門閂式一的準備動作

將門閂式一大概的樣子先做出來，讓身體適應一下，再進入深層伸展。肌肉被拉長的時候，脊椎會啟動保護機制，命令肌肉收縮。所以伸展肌肉時，一開始力道要和緩（不要一下子進入太深），在此停留幾個呼吸，確保肌腹內的受器安全無虞，受器才會降低火力，允許肌肉放鬆。先啟動調控動作的主動肌，例如收縮伸直腿的股四頭肌和軀幹下側的腰方肌，使那些被拉長的肌肉產生交互抑制作用，強化放鬆反應。

瑜伽繩套住足部，手臂高舉過頭。肘關節屈曲，仔細感覺屈肘對軀幹的影響。這次換個動作，把足部平推出去，再次感覺膝關節打直對軀幹的影響。然後將這兩個動作結合起來。收緊另一腳的膕旁肌，以屈曲膝關節；收縮闊筋膜張肌和臀中肌以內旋髖關節。膝蓋要是覺得痛，就退出動作。膝蓋會痛，是因為扭力過大，膝關節過度旋轉，沒有維持屈戌關節可允許的動作。為了避免膝關節承受過多壓力，可坐在瑜伽磚或瑜伽毯上。等身體夠柔轉，雙手往前伸，握牢足部。收緊股四頭肌以打直膝關節，把軀幹拉向大腿。

退出體位跟進入體位同等重要。不要猛然從體位退出，應妥善安排離開的順序，依序解開動作。比如退出門閂式一，我們要收縮豎脊肌，身體坐直，可是此舉會間接拉動膕旁肌，故離開前，應稍微彎曲伸直腿膝關節，以保護膕旁肌。

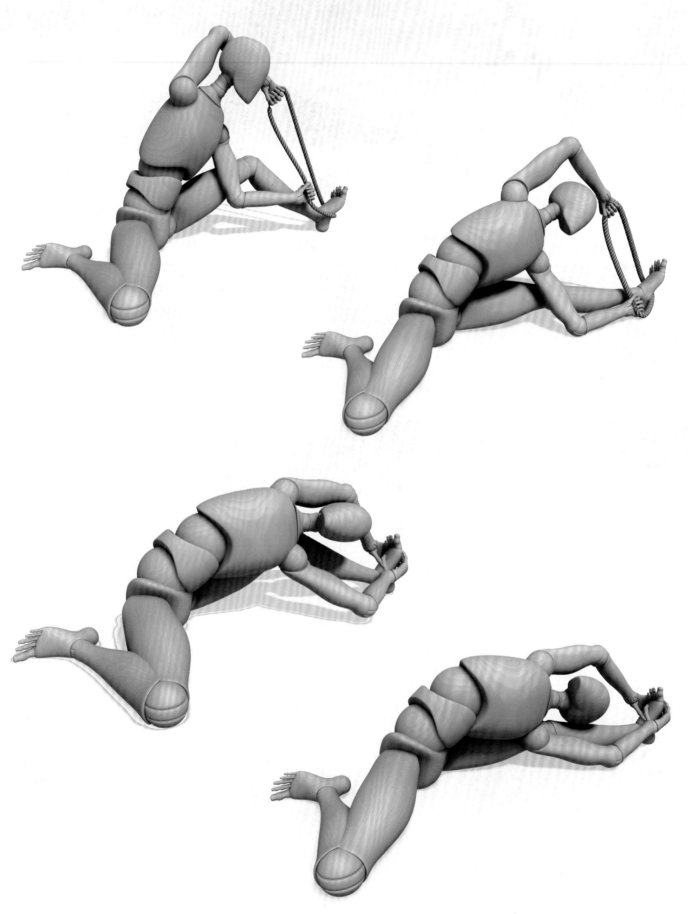

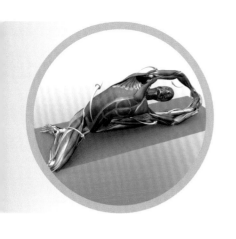

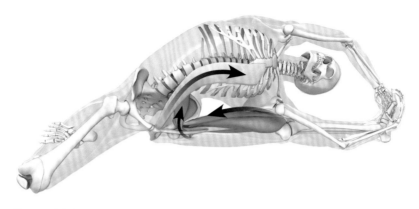

步驟一 收緊下側腹肌以屈曲軀幹，將軀幹拉到伸直腿正上方。啟動下側腹肌，應結合啟動髖屈肌（腰肌和恥骨肌）。啟動髖屈肌的訣竅是，想像你將整隻腿抬離地板，同時軀幹緊貼大腿。牢牢收緊股四頭肌以伸直膝關節，這時你會感覺骨盆前傾，這是因為股直肌收縮，會拉動髂骨前側。股四頭肌完全啟動後，是否感覺伸展有點不同了？這是因為股四頭肌一啟動，產生交互抑制作用，致使拮抗肌（膕旁肌）放鬆，進入伸展。

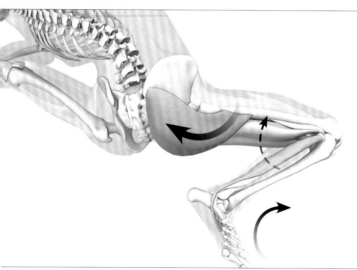

步驟二 啟動後腳的臀大肌以伸展髖關節。收縮膕旁肌以屈曲膝關節，啟動腓骨長、短肌以外翻足部（向上傾斜）。請注意，啟動臀大肌也會外旋髖關節，故步驟三會教你如何化解外旋的傾向。

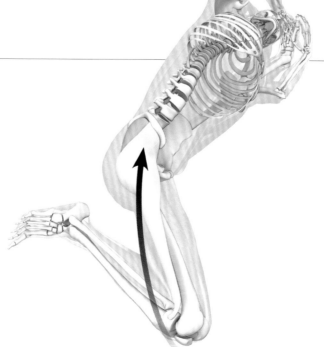

步驟三 啟動臀中肌和闊筋膜張肌，以外展股骨和內旋大腿。這可提高膝關節面的穩定度，有利於彎曲腿大、小腿合為一體移動。當你在做這個動作，膝關節內側容易打開。內旋股骨，有助於矯正打開的問題。

步驟四 收縮下前臂的旋後肌，掌心往上轉；啟動上前臂的
旋前圓肌和旋前方肌，將食指指丘轉向足部。這兩個動作
可鎖住抓握的姿勢。接著，收縮肱二頭肌和肱肌以屈曲
肘關節。繼續往上走，來到肩關節；啟動後三角肌，
令下手臂的肘關節緊貼伸直腿的膝關節，並屈曲上
手臂，將上手臂的肘關節帶到頭部正上方。這會
把身體往上轉。啟動旋轉肌群中的棘下肌和小
圓肌，以外旋兩隻手臂。這些動作的綜合效應
（net effect），可把軀幹帶入更深的體位，將胸
部轉向天空。結合手臂和肩關節肌肉，可創造
「螺旋效果」，穩定扭轉的動作。把這裡任何一個
動作跟步驟一的動作結合起來，可充分體會什麼叫
肌肉共同啟動，也替上下肢創造協同增效的機會。

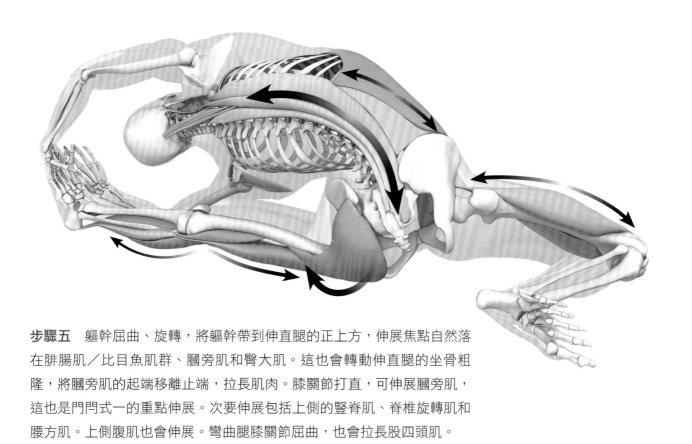

步驟五 軀幹屈曲、旋轉，將軀幹帶到伸直腿的正上方，伸展焦點自然落
在腓腸肌／比目魚肌群、膕旁肌和臀大肌。這也會轉動伸直腿的坐骨粗
隆，將膕旁肌的起端移離止端，拉長肌肉。膝關節打直，可伸展膕旁肌，
這也是門閂式一的重點伸展。次要伸展包括上側的豎脊肌、脊椎旋轉肌和
腰方肌。上側腹肌也會伸展。彎曲腿膝關節屈曲，也會拉長股四頭肌。

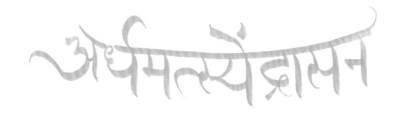

ARDHA MATSYENDRASANA
半魚王氏

在半魚王氏，下方腿要屈曲膝關節和外旋髖關節，藉此模仿魚尾巴的模樣。上方腿則要屈曲膝關節和髖關節，整隻腳跨過地上腿。半魚王氏的重點是將尾巴轉離上半身，此一核心動作須靠上、下肢接觸點來創造。舉例來說，將某個部位固定在其他部位上，比如用上方腿踝關節的外側抵住下方腿，這就形成一個支點。而抵住的動作，也是內旋上方腿髖關節的訣竅。上方腿內收或跨過中線，這就表示髖關節外展肌（把腿拉離中線的肌肉）處於伸展的狀態。外展肌還有個次要動作，即內旋股骨。所以把踝關節抵住下方腿大腿，可離心收縮正在伸展的髖外展肌，做出內旋髖關節的動作，這才是半魚王式所要的效果。

當你收緊正在伸展的肌肉，會刺激高爾肌腱器，使脊椎命令該塊肌肉放鬆。在半魚王式，我們要放鬆、拉長髖關節側面的髖外展肌，這樣才有空間把膝關節拉向身體中線，加深軀幹扭轉。此外，大腿內旋，也會伸展髖關節深層的外旋肌。做半魚王氏，可單獨啟動平常難以控制的肌肉。大腿內旋只是半魚王式的一個動作，觀察其他接觸點，像是手臂後側緊貼膝關節外側、手置於足底等，皆可用以加深體位。

用骨盆核心肌肉穩定姿勢。上方腿髖關節屈曲的幅度大於下方腿。以強而有力的髖屈肌（包含腰肌）來強化髖屈動作。收縮髖伸肌和髖外展肌，將下方腿大腿壓向地板。髖屈肌群沿著骨盆內側生長，包覆骨盆前側，止端附著在股骨上；而髖伸肌群沿著骨盆外側生長，止端止於股骨外側。一側啟動髖屈肌，一側啟動髖伸肌群，兩個動作結合起來，可在薦髂關節創造「擰轉」效果，拉緊強韌的骨盆韌帶及韌帶牽引機制。如此一來，便可穩定整個體位的基座。半魚王式就如同所有扭轉體位，連結上、下肢即可加深脊柱的扭轉。

重要關節擺位

- 地上腿髖關節屈曲、外展、外旋
- 另一腿屈曲、內收、內旋
- 膝關節屈曲
- 軀幹屈曲、旋轉
- 背後手臂肩關節伸展、內旋

- 背後手臂肘關節屈曲，前臂旋後
- 握足手臂肩關節外展、外旋
- 握足手臂肘關節屈曲，前臂旋前
- 被握腳踝關節蹠屈

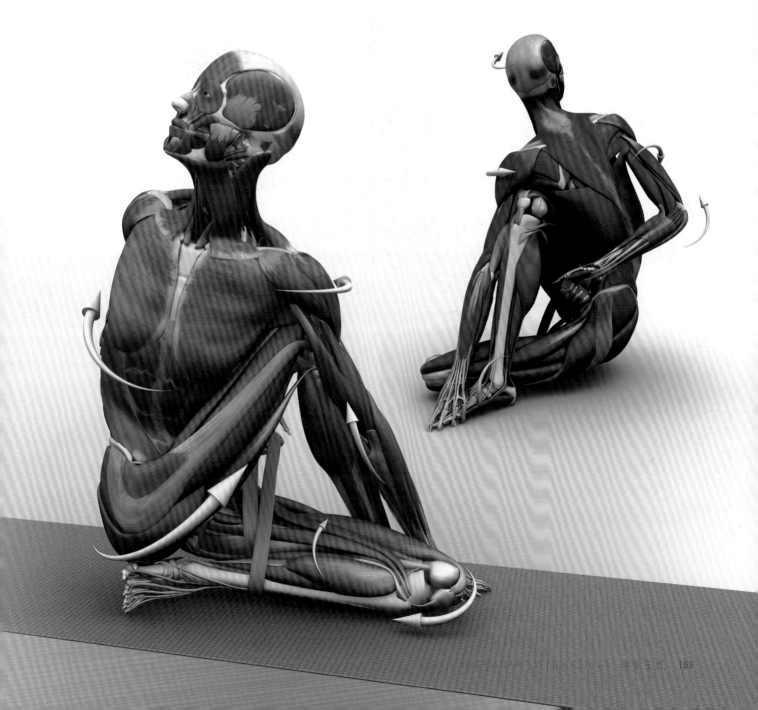

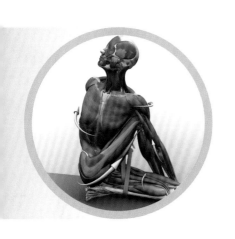

半魚王式的準備動作

屈曲上方腿的髖關節和膝關節，把足部放在地上腿外側。以地上腿同側手臂環抱膝關節前側，用手握住膝關節。另一手則放在骨盆正後方地板上。抱膝手臂肘關節彎曲，地板手臂肘關節打直。同時啟動兩隻手臂肌肉，藉此轉動上半身。

等到身體夠柔軟，將手臂外側放在屈曲的膝關節外側。然後如右上圖所示，將瑜伽繩套在下方腿，再以背後那隻手抓住瑜伽繩。肘關節往膝關節外側推，同時另一手收緊瑜伽繩，觀察這兩個動作如何聯手轉動軀幹。

在傳統體位，手臂繞過膝關節側面往前伸。足部背屈（足跟點地，腳掌抬離地板），以手握足。然後，啟動小腿肚肌肉以蹠屈足部，把足部壓向地板，連帶拉動手臂，將身體帶入更深的扭轉。

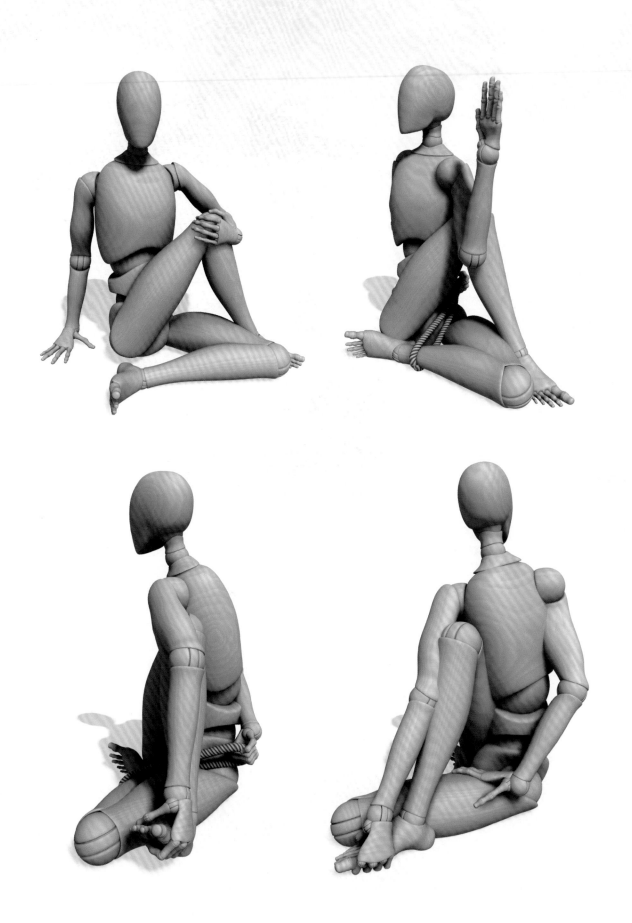

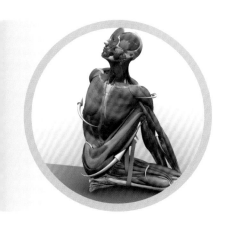

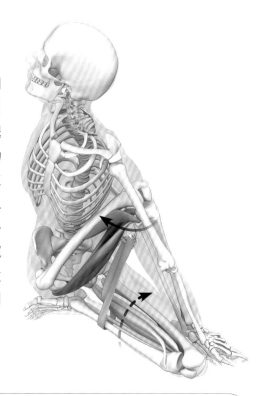

步驟一 雙腳膝關節屈曲。地上腿膝關節屈曲幅度大於上方腿，所以必須更用力收縮地上腿膕旁肌。請注意，上方腿的脛骨此刻是外旋。若想強化外旋的動作，足底腳球壓向地板，把足部稍微往墊子外緣轉。這會啟動大腿外側的股二頭肌，並轉動脛骨。做這個動作要格外小心。外旋脛骨的力道可轉化成內旋髖關節的力量。為了增加內旋幅度，可啟動闊臀中肌和筋膜張肌，將膝關節外側壓向肘關節。

步驟二 在半魚王式，一腳膝關節屈曲幅度比另一腳大。同樣地，兩側髖關節雖同為屈曲，但一側屈曲幅度比另一側大。這讓我們有機會在整個骨盆創造鎖印。收縮上方腿腰肌和恥骨肌以屈曲髖關節，將股骨壓向軀幹，而軀幹緊貼大腿。內收長、短肌肉可協助屈曲髖關節，並把股骨斜拉跨過身體中線。收緊地上腿側的腰肌，以外旋股骨，令骨盆前傾。

步驟三 收緊闊筋膜張肌和臀中肌，將大腿外側壓向瑜伽墊。啟動臀大肌和深層外旋肌，令尾骨往下指、往內捲，使大腿向外轉。

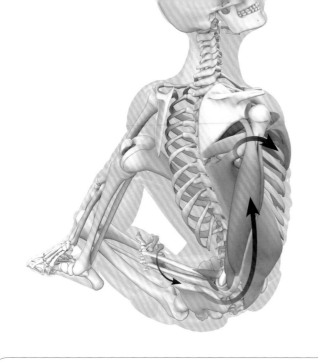

步驟四 肩關節向前繞轉，以內旋後手臂。接著，將手抬離背部，藉此啟動下胸大肌、背闊肌、小圓肌、前三角肌、肩胛下肌。啟動肱三頭肌，嘗試打直肘關節。注意到了嗎？肘關節一伸展，身體便能轉得更深。收緊旋前圓肌和旋前方肌，令前臂旋前，便可加深扭轉。

步驟五 啟動旋前圓肌和旋前方肌，把掌心轉向下，將手固定在足部。然後收縮肱二頭肌和肱肌，嘗試彎曲肘關節。這會把肩膀和軀幹帶進更深的扭轉。做半魚王氏，肘關節容易過度伸展，故屈肘的動作也有助於保護肘關節。

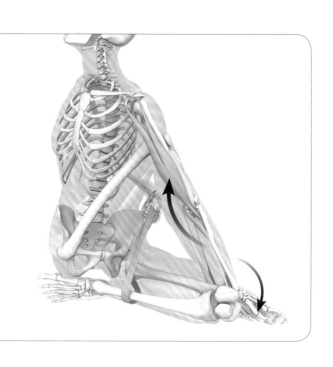

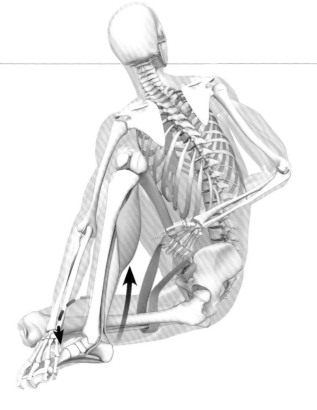

步驟六 收縮腓腸肌／比目魚複合肌、屈趾肌、屈姆趾長短肌、足部內在屈肌（the intrinsic flexors of the foot），以蹠屈足部（將足部壓向地板）。手臂會被往前拉，順勢將身體帶進更深的扭轉。

復原體位
仰臥扭轉（SUPINE TWIST）

練完後彎體位，等身體緩和下來，就採被動扭轉來放鬆跟復原背部肌肉。下面
兩張圖是下背肌肉和髖外展肌的扭轉伸展。小腿橫放在另一腿膝上，接著如右
下圖所示，轉動骨盆。外展兩側肩關節，掌心轉向上。轉動頭部。

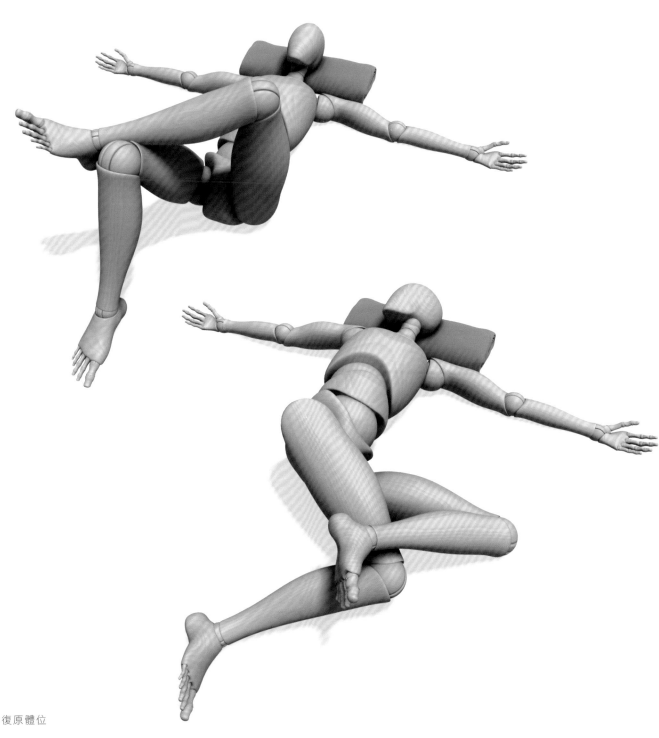

輔具扭轉（PROP TWIST）

可借助椅子練習坐姿扭轉，以放鬆上背和肩關節肌肉。椅面先墊塊毯子，接著如左上圖所示，將頭放在毯子上。然後把椅子移到側面，動作一樣，只是這次改為前彎扭轉。如欲練習動作更深的變化式，散盤坐定，身體前彎，頭放在瑜伽磚上。轉動身體，改做坐姿前彎扭轉。最後進入大休息放鬆。

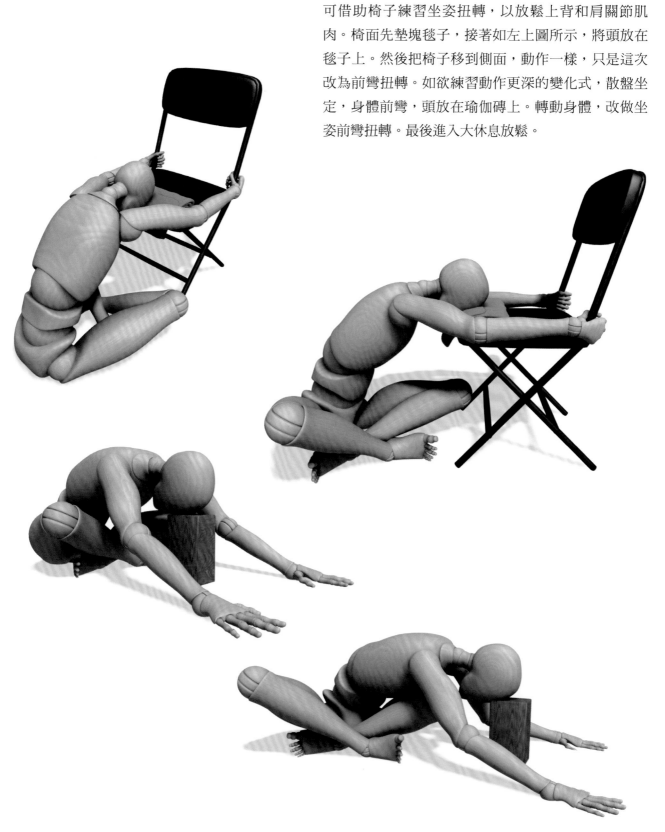

索引
INDEX

動作索引

每個身體動作都有特定的名稱。無論你是從事瑜伽教學，或是分析調控身體姿勢的肌肉，這些動作名稱都十分重要。瑜伽老師最好用學生聽得懂的詞彙進行教學。當你用科學術語描述動作之時，必須再以一般人常用的說法詳加解釋。你下達的指令應當盡量精準而簡潔。

切記，肌肉收縮使關節、附肢落在各個體位的正確位置上。一旦了解關節擺位，便能分析該啟動哪些肌肉做出特定體位。具備這些專業知識，你就能指導學生運用精準的要領，調整、穩定身體進入體位，伸展正確的肌肉，進而創造鎖印。因此，揭開體位奧祕的第一步就是充分理解身體動作。

身體有六個基本動作：屈曲（flexion）、伸展（extention）、內收（adduction）、外展（abduction）、內旋（internal/medial rotation）、外旋（externa / lateral rotation）。這六個動作發生在三個平面上，如圖所示。而這些動作的方向則是根據身體結構上的姿勢來定義。

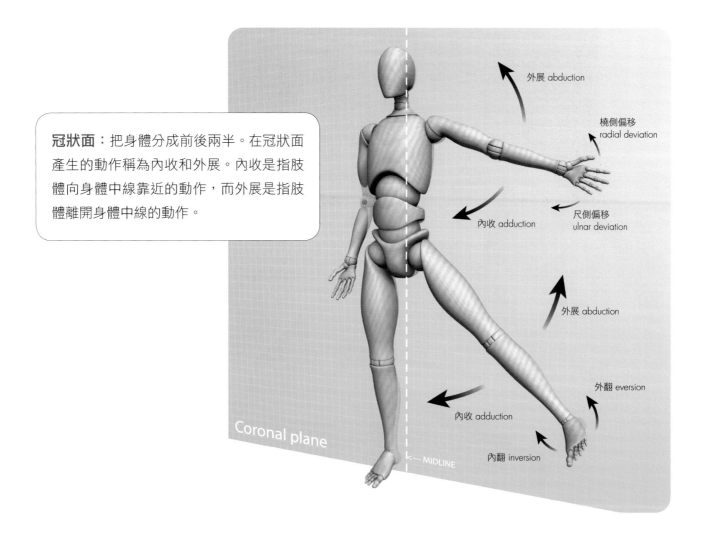

冠狀面：把身體分成前後兩半。在冠狀面產生的動作稱為內收和外展。內收是指肢體向身體中線靠近的動作，而外展是指肢體離開身體中線的動作。

外展 abduction

橈側偏移 radial deviation

尺側偏移 ulnar deviation

內收 adduction

外展 abduction

外翻 eversion

內收 adduction

內翻 inversion

Coronal plane

←-- MIDLINE

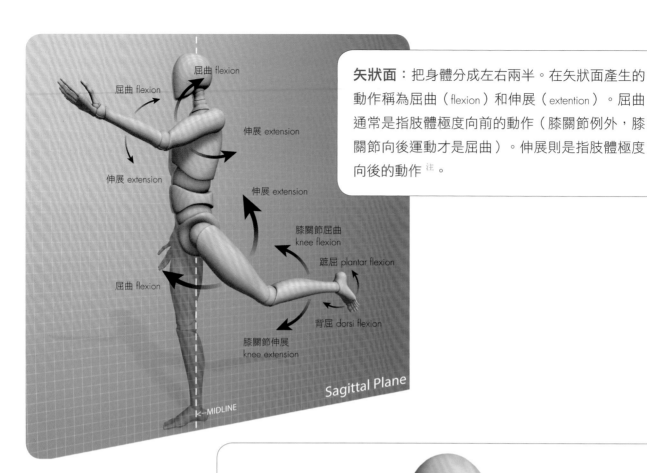

屈曲 flexion

屈曲 flexion

伸展 extension

伸展 extension

伸展 extension

膝關節屈曲
knee flexion

蹠屈 plantar flexion

屈曲 flexion

背屈 dorsi flexion

膝關節伸展
knee extension

Sagittal Plane

K--MIDLINE

矢狀面：把身體分成左右兩半。在矢狀面產生的動作稱為屈曲（flexion）和伸展（extention）。屈曲通常是指肢體極度向前的動作（膝關節例外，膝關節向後運動才是屈曲）。伸展則是指肢體極度向後的動作[注]。

橫切面：把身體分成上下兩半。在橫切面產生的動作稱為旋轉（rotation）。旋轉又分為內旋（往身體中線轉）、外旋（遠離身體中線）。

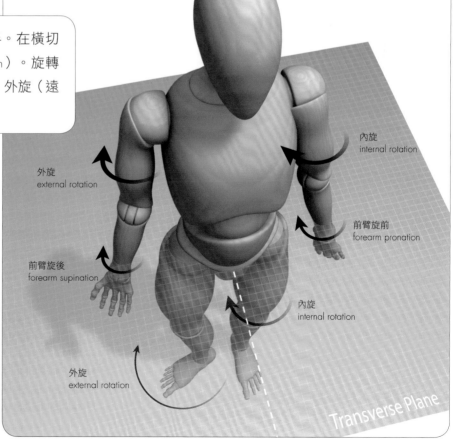

內旋
internal rotation

外旋
external rotation

前臂旋前
forearm pronation

前臂旋後
forearm supination

內旋
internal rotation

外旋
external rotation

Transverse Plane

審訂注 軀幹或關節伸展
（extend）中文有時會根據上下
文譯成伸直或後仰或後彎，以避
免和肌肉伸展（stretch）混淆。

動作索引

在此以仰臥手抓腳拇趾側轉變化式及舞王式為例，
說明如何分析重要關節擺位。分析順序是按照構成
體位姿態的先後動作條列而下。

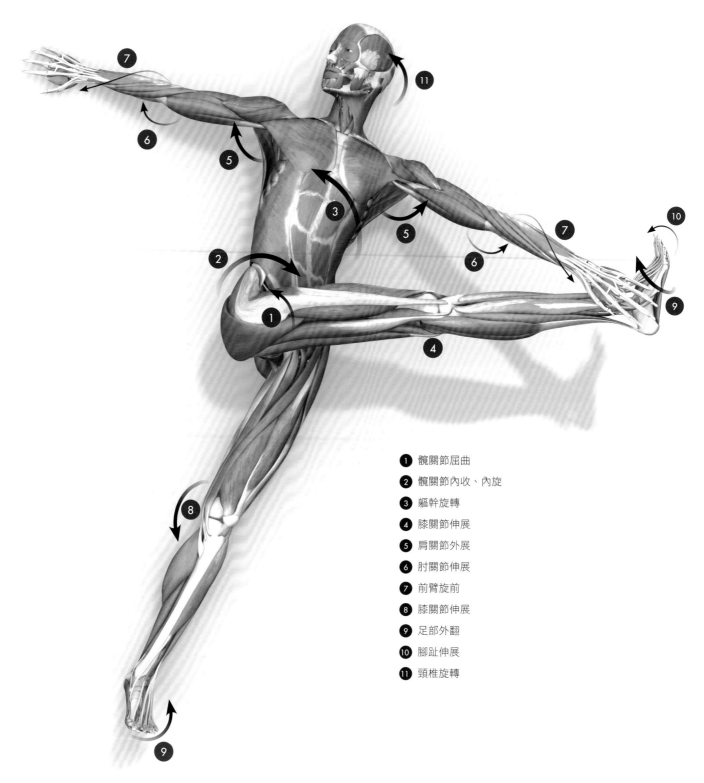

1 髖關節屈曲
2 髖關節內收、內旋
3 軀幹旋轉
4 膝關節伸展
5 肩關節外展
6 肘關節伸展
7 前臂旋前
8 膝關節伸展
9 足部外翻
10 腳趾伸展
11 頸椎旋轉

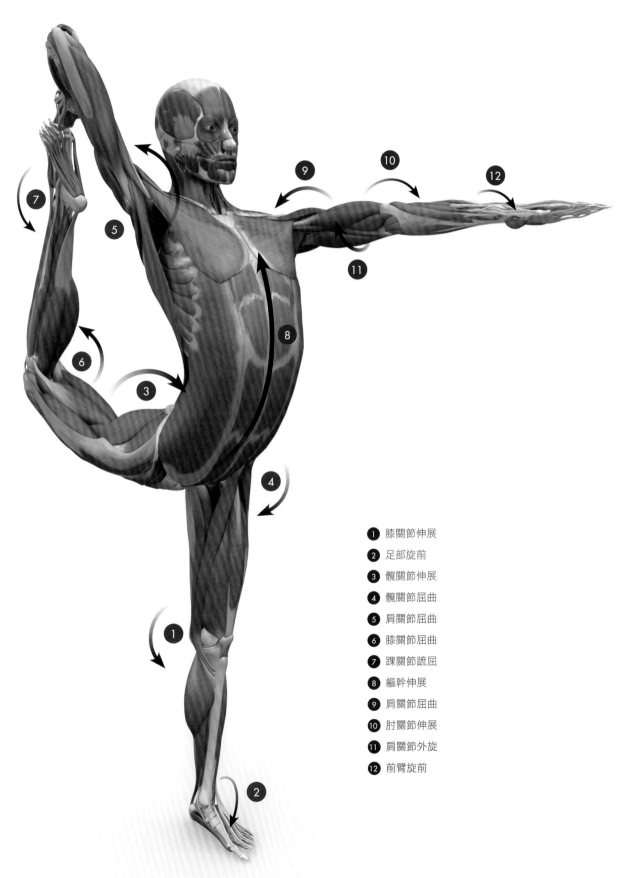

1 膝關節伸展
2 足部旋前
3 髖關節伸展
4 髖關節屈曲
5 肩關節屈曲
6 膝關節屈曲
7 踝關節蹠屈
8 軀幹伸展
9 肩關節屈曲
10 肘關節伸展
11 肩關節外旋
12 前臂旋前

動作與肌肉對照表

頸部

肌肉名稱		屈曲	伸展	側屈	側伸	旋轉
頭半棘肌	Semispinalis capitis		●	●	●	●
頭夾肌	Splenius capitis		●	●	●	●
胸鎖乳突肌	Sternocleidomastoid	●		●	●	●
提肩胛肌	Levator scapulae		●	●	●	
斜方肌	Trapezius		●	●	●	●

軀幹

肌肉名稱		屈曲	伸展	側屈	旋轉
腹外斜肌	External oblique	●		●	●
腹內斜肌	Internal oblique	●		●	●
腹直肌	Rectus abdominis	●			
胸棘肌	Spinalis thoracis		●		
側橫突間肌	Lateral intertransverse			●	
棘間肌	Interspinales		●		
胸最長肌	Longissimus thoracis		●		
腰髂肋肌	Iliocostalis lumborum		●		
多裂肌	Multifidus		●		
旋轉肌群	Rotators		●		●
腰方肌	Quadratus lumborum		●	●	
腰大肌	Psoas major	●		●	
髂肌	Iliacus	●		●	

髖部

肌肉名稱		屈曲	伸展	內收	外展	內旋	外旋
臀大肌	Gluteus maximus		●				●
臀中肌	Gluteus medius	●	●		●	●	●
臀小肌	Gluteus minimus	●	●		●	●	●
闊筋膜張肌	Tensor fascia lata	●			●	●	
腰大肌	Psoas major	●					●
髂肌	Iliacus	●					●
股直肌	Rectus femoris	●			●		
縫匠肌	Sartorius	●			●		●
恥骨肌	Pectineus	●		●			●
內收大肌	Adductor magnus		●	●			●
內收長肌	Adductor longus	●		●			●
內收短肌	Adductor brevis	●		●			●
股薄肌	Gracilis	●		●			●
梨狀肌	Piriformis				●		●
上孖肌	Gemellus superior				●		●
下孖肌	Gemellus inferior				●		●
閉孔內肌	Obturator internus				●		●
閉孔外肌	Obturator externus						●
股方肌	Quadratus femoris			●			●
半腱肌	Semitendinosus		●			●	
半膜肌	Semimembranosus		●			●	
股二頭肌	Biceps femoris		●				●

動作與肌肉對照表

膝關節

肌肉名稱		屈曲	伸展	內旋	外旋
股內側肌	Vastus medialis		●		
股外側肌	Vastus lateralis		●		
股中間肌	Vastus intermedius		●		
股直肌	Rectus femoris		●		
縫匠肌	Sartorius	●			●
半腱肌	Semitendinosus	●		●	
半膜肌	Semimembranosus	●		●	
股二頭肌	Biceps femoris	●			●
股薄肌	Gracilis	●		●	
膕肌	Popliteus	●			
腓腸肌	Gastrocnemius	●			

小腿

肌肉名稱		踝關節蹠屈	踝關節背屈	足外翻	足內翻	趾屈曲	趾伸展
腓腸肌	Gastrocnemius	●					
比目魚肌	Soleus	●					
脛前肌	Tibialis anterior		●		●		
脛後肌	Tibialis posterior	●			●		
腓長肌	Peroneus longus	●		●			
腓短肌	Peroneus brevis	●		●			
第三腓骨肌	Peroneus tertius	●		●			
屈趾長肌	Flexor digitorum longus	●			●	●	
屈拇趾長肌	Flexor hallucis longus	●			●	●	
伸趾長肌	Extensor digitorum longus		●	●			●
伸拇趾長肌	Extensor hallucis longus		●		●		●

足部

肌肉名稱		趾屈曲	趾伸展	趾內收	趾外展
屈趾短肌	Flexor digitorum brevis	●			
屈拇趾短肌	Flexor hallucis brevis	●			
屈小趾短肌	Flexor digiti minimi brevis	●			
伸趾短肌	Extensor digitorum brevis		●		
伸拇趾短肌	Extensor hallucis brevis		●		
外展小趾肌	Abductor digiti minimi				●
外展拇趾肌	Abductor hallucis				●
內收拇趾肌	Adductor hallucis			●	
蚓狀肌	Lumbricales	●	●	●	
足底骨間肌	Plantar interosseous	●		●	
足背骨間肌	Dorsal interosseous	●			●

手部

肌肉名稱		屈曲	伸展	內收	外展
屈指淺肌	Flexor digitorum superficialis	●			
屈指深肌	Flexor digitorum profundus	●			
屈拇指長肌	Flexor pollicis longus	●			
屈拇指短肌	Flexor pollicis brevis	●			
屈小指短肌	Flexor digiti minimi brevis	●			
伸指肌	Extensor digitorum		●		
伸拇指長肌	Extensor pollicis longus		●		
伸拇指短肌	Extensor pollicis brevis		●		
伸食指肌	Extensor indicis		●		
伸小指肌	Extensor digiti minimi		●		
拇長展肌	Abductor pollicis longus				●
拇短展肌	Abductor pollicis brevis				●
內收拇指肌	Adductor pollicis			●	
外展小趾肌	Abductor digiti minimi				●
蚓狀肌	Lumbricales	●	●		
背側骨間肌	Dorsal interosseous	●	●	●	

動作與肌肉對照表

手臂與腕關節

肌肉名稱		肘關節屈曲	肘關節外展	前臂旋前	前臂旋後	腕關節屈曲	腕關節伸展	腕關節尺側偏斜	腕關節橈側偏斜
肱二頭肌	Biceps brachii	●			●				
肱肌	Brachialis	●							
肱三頭肌	Triceps brachii		●						
肘後肌	Anconeus		●						
肱橈肌	Brachioradialis	●							
旋後肌	Supinator				●				
旋前圓肌	Pronator teres			●					
旋前方肌	Pronator quadratus			●					
橈側伸腕長肌	Extensor carpi radialis longus						●		●
橈側伸腕短肌	Extensor carpi radialis brevis						●		●
尺側伸腕肌	Extensor carpi ulnaris						●	●	
橈側屈腕肌	Flexor carpi radialis					●			●
尺側屈腕肌	Flexor carpi ulnaris					●		●	
伸指肌	Extensor digitorum						●		
伸拇指短肌	Extensor pollicis brevis								●
伸拇指長肌	Extensor pollicis longus				●				●
外展拇指長肌	Abductor pollicis longus								●

肩關節

肌肉名稱		後縮	前突	上提	下壓	屈曲（手臂上舉）	伸展（手臂向背後）	內收	外展	內旋	外旋
菱形肌	Rhomboids	●									
前鋸肌	Serratus anterior		●	●					●		
斜方肌	Trapezius	●		●	●			●	●		
提肩胛肌	Levator scapulae		●	●							
闊背肌	Latissimus dorsi	●			●		●	●		●	
大圓肌	Teres major						●	●		●	
胸大肌	Pectoralis major				●	●		●		●	
胸小肌	Pectoralis minor		●		●						
前三角肌	Anterior deltoid					●				●	
側三角肌	Lateral deltoid								●		
後三角肌	Posterior deltoid						●				●
棘上肌	Supraspinatus								●		
棘下肌	Infraspinatus										●
小圓肌	Teres minor							●			●
肩胛下肌	Subscapularis									●	
肱二頭肌	Biceps brachii					●					
喙肱肌	Coracobrachialis					●		●			
肱三頭肌	Triceps brachii						●	●			

解剖學索引 ANATOMY INDEX
骨頭 BONES

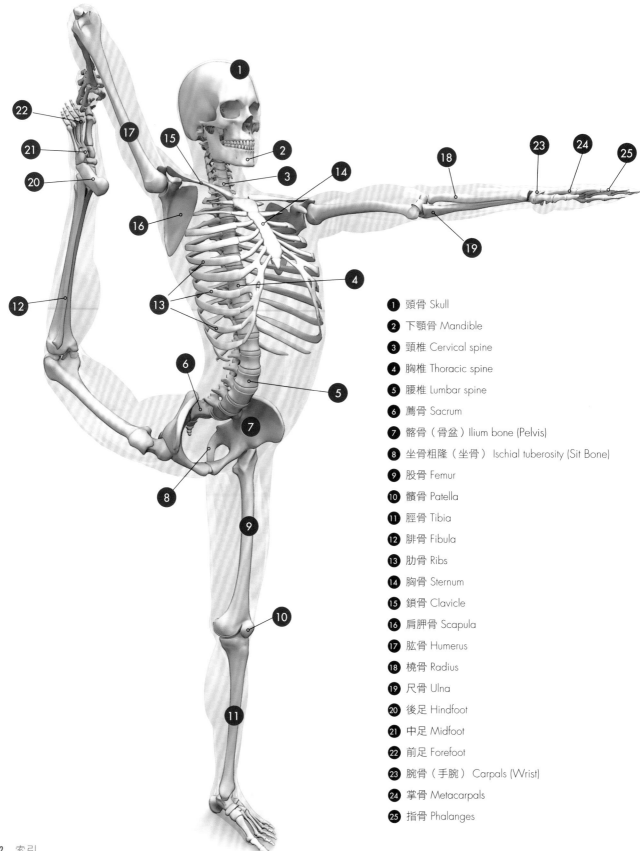

1 頭骨 Skull
2 下顎骨 Mandible
3 頸椎 Cervical spine
4 胸椎 Thoracic spine
5 腰椎 Lumbar spine
6 薦骨 Sacrum
7 髂骨（骨盆）Ilium bone (Pelvis)
8 坐骨粗隆（坐骨）Ischial tuberosity (Sit Bone)
9 股骨 Femur
10 髕骨 Patella
11 脛骨 Tibia
12 腓骨 Fibula
13 肋骨 Ribs
14 胸骨 Sternum
15 鎖骨 Clavicle
16 肩胛骨 Scapula
17 肱骨 Humerus
18 橈骨 Radius
19 尺骨 Ulna
20 後足 Hindfoot
21 中足 Midfoot
22 前足 Forefoot
23 腕骨（手腕）Carpals (Wrist)
24 掌骨 Metacarpals
25 指骨 Phalanges

中軸與附肢骨骼
AXIAL AND APPENICULAR SKELETONS

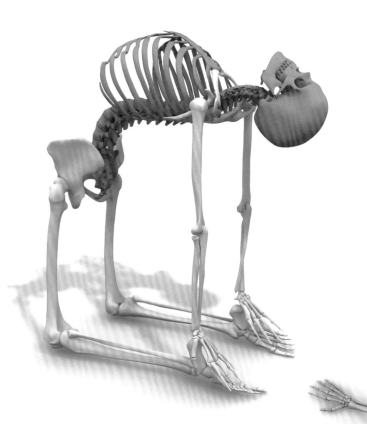

中軸骨骼 Axial Skeleton

中軸骨骼由頭骨、脊椎骨以及胸廓組成。這些骨骼連結上肢附肢骨骼與下肢附肢骨骼，讓這兩個不同區塊的骨骼能夠互相作用。例如，駱駝式，雙手下壓足底，有助於後彎脊椎。

附肢骨骼 Appendicular Skeleton

上肢附肢骨骼是由肩胛帶及上肢所組成。肩胛帶包含肩胛骨與鎖骨，連接手臂與軀幹。換句話説，肩胛帶連接起上肢附肢骨骼與中軸骨骼。下肢附肢骨骼則由骨盆帶與下肢構成。骨盆帶是由髂骨、坐骨與恥骨聯合組成。骨盆帶將下肢連接到中軸骨骼。

了解骨骼屬於不同區塊是很重要的，因為附肢骨骼能以槓桿作用來帶動中軸骨骼。換句話説，將手部碰觸到足部，可以改變脊椎的位置。例如，在仰臥手抓腳拇趾側轉變化式，一手壓在踝關節外側，幫忙轉動軀幹。

解剖學索引
肌肉 MUSCLES

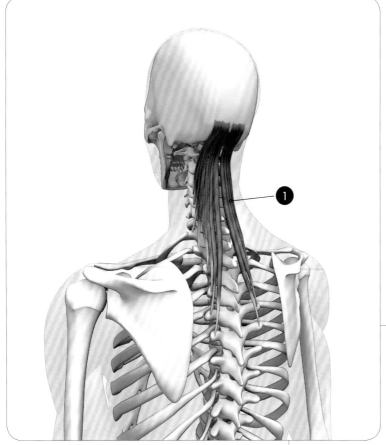

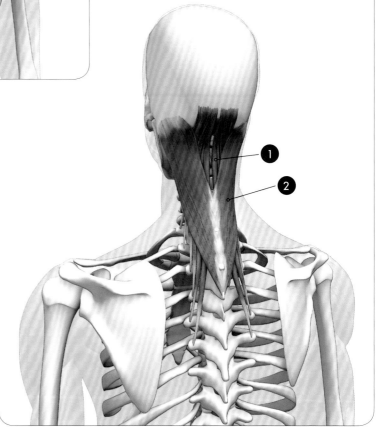

❶ 頭半棘肌
起：下頸椎和上胸椎橫突。
止：枕骨。
動作：伸展頭部（頭部後仰），協助轉動頭部。

❷ 頭夾肌
起：第 7 節頸椎和第 1-4 節胸椎的棘突。
止：頭骨乳突，位於耳朵後方。
動作：伸展頭部和頸部；當單側收縮時，頸部會側向屈曲；頭部轉向肌肉收縮的一側。

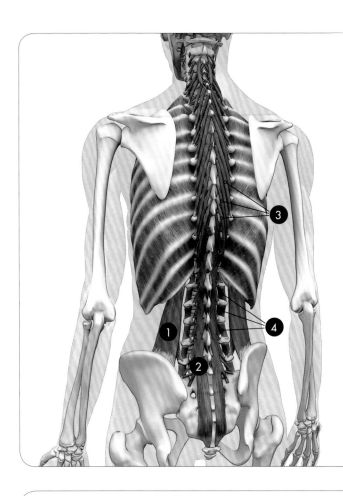

❶ 腰方肌
起：髂棘的後端。
止：第 12 對肋骨的後側緣，第 1-4 節腰椎的橫突。
動作：側向屈曲脊椎（向側邊彎）；伸展並穩定腰椎，穩定第 12 對肋骨，深吸氣時會將其向下拉。

❷ 多裂肌
起：薦骨以及髂後上棘的後端，腰椎、胸椎和頸椎橫突（沿著脊椎向上分布）。
止：從起端的脊骨向上兩個脊骨；肌肉纖維是以對角線向身體中線走，到達止端脊骨的棘突。
動作：在伸展、屈曲、旋轉時穩定脊骨。

❸ 胸半棘肌
起：第 6-10 節胸椎橫突。
止：下頸椎和上胸椎棘突。
動作：伸展和旋轉上胸椎及下頸椎。

❹ 側橫突間肌
起：腰椎橫突。
止：鄰近起端脊骨上方的脊骨橫突。
動作：側向屈曲腰椎。

❶ 上後鋸肌
起：項韌帶與第 7 節頸椎到第 4 節胸椎的棘突。
止：第 2-5 對肋骨的上緣。
動作：在深吸氣時，以抬高肋骨的方式擴展胸腔後側（後上鋸肌是呼吸的輔助肌）。

❷ 下後鋸肌
起：第 11-12 節胸椎、第 1-3 節腰椎的棘突，以及胸腰筋膜。
止：第 9-12 對肋骨的下緣。
動作：在吸氣時穩定肋骨下半部。

❸ 胸棘肌
起：第 6-10 節胸椎的橫突。
止：第 6-7 節頸椎、第 1-4 節胸椎的棘突。
動作：伸展上胸椎及下頸椎。

❹ 胸最長肌
起：薦骨後端，以及第 11-12 節胸椎、第 1-5 節腰椎的棘突。
止：第 1-12 節胸椎的橫突，第 4-12 對肋骨的內緣。
動作：側屈及伸展脊椎，在吸氣時協助擴展胸腔。

❺ 腰髂肋肌
起：薦骨後端。
止：第 7-12 對肋骨的後端。
動作：側屈及伸展腰椎。

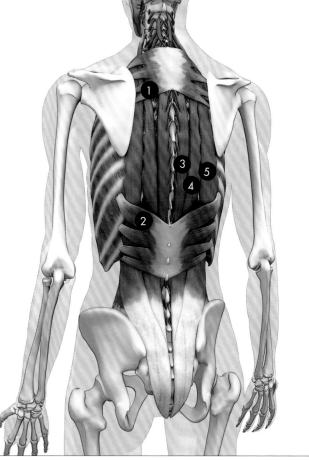

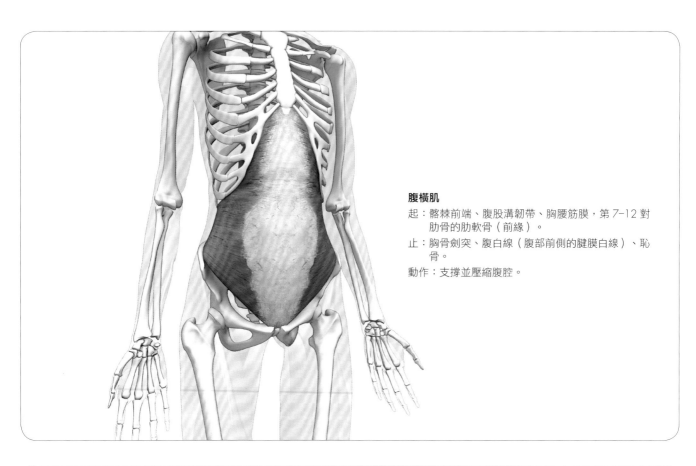

腹橫肌

起：髂棘前端、腹股溝韌帶、胸腰筋膜，第 7-12 對
　　肋骨的肋軟骨（前緣）。

止：胸骨劍突、腹白線（腹部前側的腱膜白線）、恥
　　骨。

動作：支撐並壓縮腹腔。

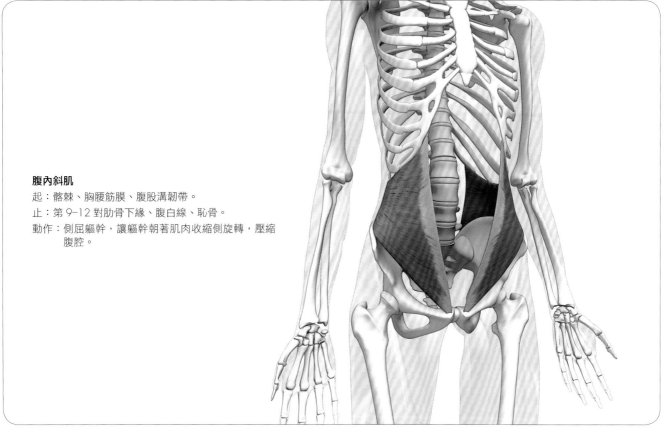

腹內斜肌

起：髂棘、胸腰筋膜、腹股溝韌帶。

止：第 9-12 對肋骨下緣、腹白線、恥骨。

動作：側屈軀幹，讓軀幹朝著肌肉收縮側旋轉，壓縮
　　　腹腔。

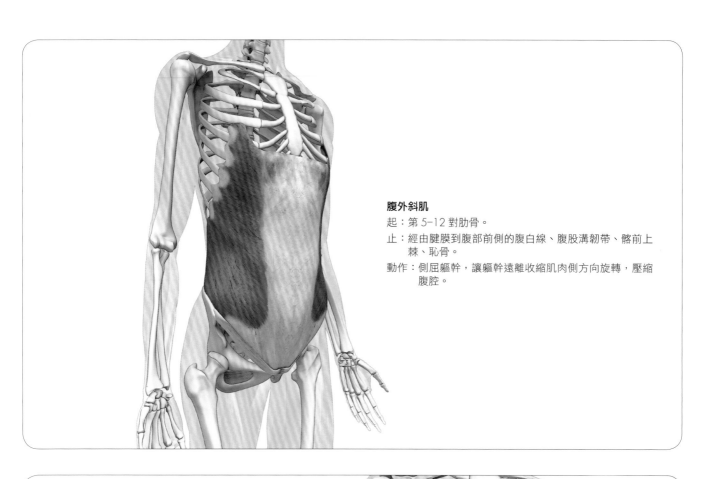

腹外斜肌

起:第 5-12 對肋骨。

止:經由腱膜到腹部前側的腹白線、腹股溝韌帶、髂前上棘、恥骨。

動作:側屈軀幹,讓軀幹遠離收縮肌肉側方向旋轉,壓縮腹腔。

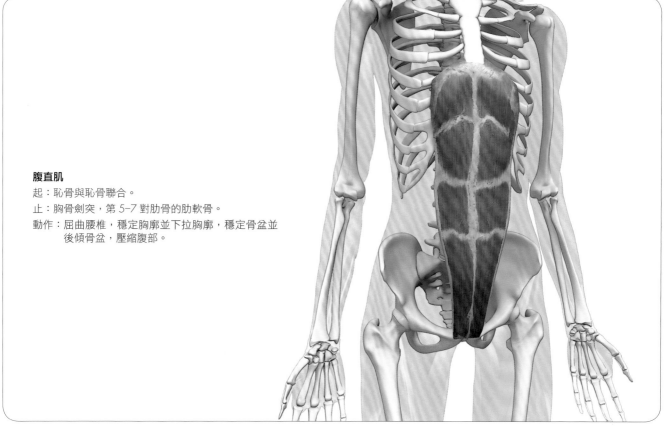

腹直肌

起:恥骨與恥骨聯合。

止:胸骨劍突,第 5-7 對肋骨的肋軟骨。

動作:屈曲腰椎,穩定胸廓並下拉胸廓,穩定骨盆並後傾骨盆,壓縮腹部。

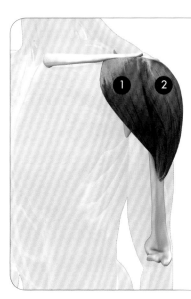

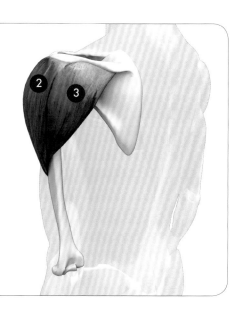

❶ 前三角肌

起：鎖骨前方上端三分之一處。

止：肱骨幹外側表面的三角肌粗隆。

動作：向前屈曲並內旋肱骨。

❷ 側三角肌

起：肩胛骨肩峰突的側向邊緣。

止：肱骨幹外側表面的三角肌粗隆。

動作：接續旋轉肌群的棘上肌的起始動作，
繼續外展肱骨。

❸ 後三角肌

起：肩胛棘。

止：肱骨幹外側表面的三角肌粗隆。

動作：伸展並外旋肱骨。

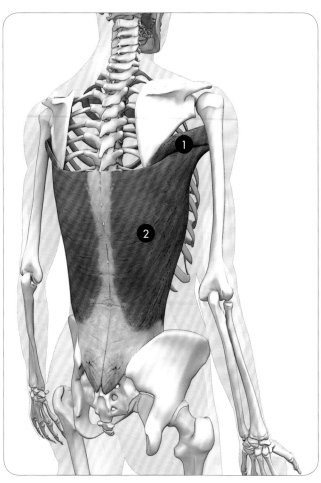

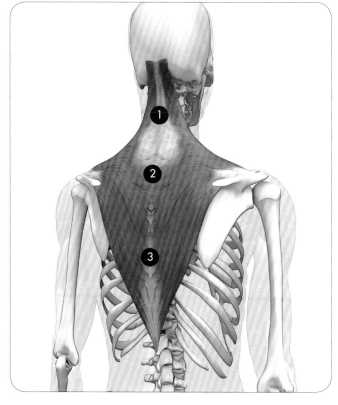

❶ 大圓肌

起：肩胛骨的下側邊緣。

止：肱骨肱二頭肌溝。

動作：內收並內旋肱骨。

❷ 闊背肌

起：胸腰筋膜、髂棘的後部、第 9-12 對肋骨、肩胛骨下緣。

止：肱骨肱二頭肌溝。

動作：伸展、內收，並內旋肱骨。

❶ 上斜方肌

起：枕骨、項韌帶。

止：肩胛棘的上緣。

動作：上提（抬起）肩胛帶，配合下斜方肌來旋轉肩胛骨使手臂高
舉過頭。

❷ 中斜方肌

起：第 7 節頸椎到第 7 節胸椎的棘突。

止：肩峰內緣，鎖骨外側三分之一處的後端。

動作：內收肩胛骨（後縮）。

❸ 下斜方肌

起：第 8-12 節胸椎的棘突。

止：肩峰內緣，鎖骨外側三分之一處的後端。

動作：肩胛骨向下壓，幫助身體在手臂平衡動作中保持穩定，配合
上斜方肌來旋轉肩胛骨使手臂高舉過頭。

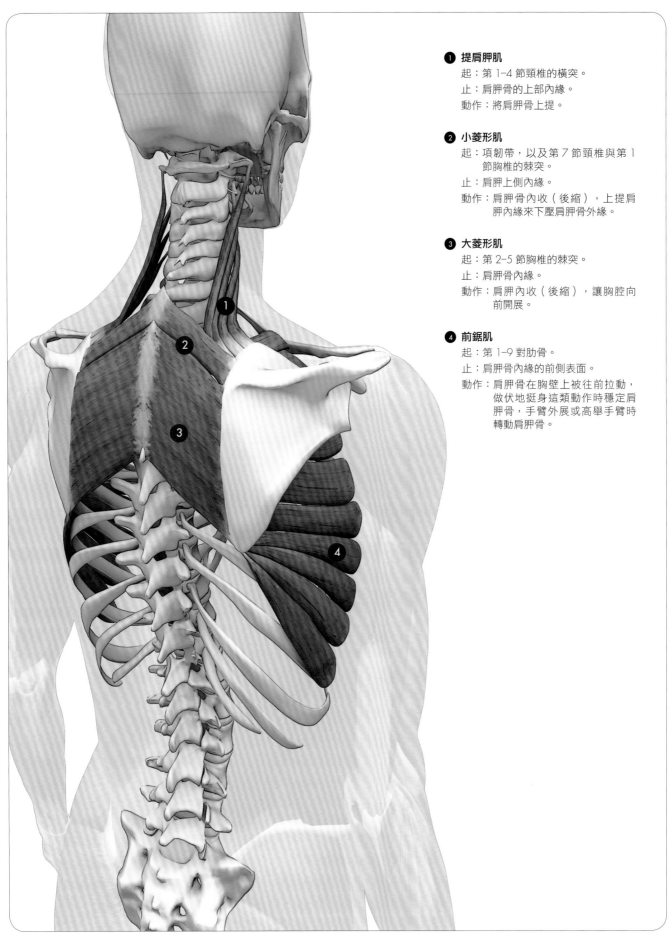

❶ 提肩胛肌

起：第 1-4 節頸椎的橫突。

止：肩胛骨的上部內緣。

動作：將肩胛骨上提。

❷ 小菱形肌

起：項韌帶，以及第 7 節頸椎與第 1 節胸椎的棘突。

止：肩胛上側內緣。

動作：肩胛骨內收（後縮），上提肩胛內緣來下壓肩胛骨外緣。

❸ 大菱形肌

起：第 2-5 節胸椎的棘突。

止：肩胛骨內緣。

動作：肩胛內收（後縮），讓胸腔向前開展。

❹ 前鋸肌

起：第 1-9 對肋骨。

止：肩胛骨內緣的前側表面。

動作：肩胛骨在胸壁上被往前拉動，做伏地挺身這類動作時穩定肩胛骨，手臂外展或高舉手臂時轉動肩胛骨。

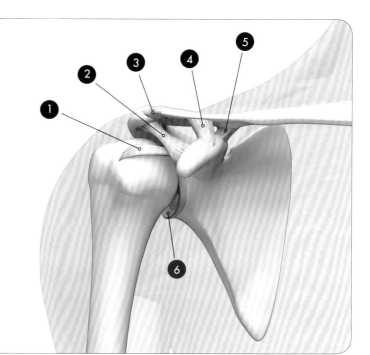

1. 喙肱韌帶
2. 喙突肩峰韌帶
3. 肩峰鎖韌帶
4. 菱形韌帶
5. 錐狀韌帶
6. 盂唇

1. **棘上肌**
   起：肩胛骨棘上窩。
   止：肱骨大結節。
   動作：開始肱骨的外展動作（手臂側向高舉），
   　　　將肱骨頭穩定於肩關節窩內。

2. **肩胛下肌**
   起：肩胛下窩的肩胛骨前側表面。
   止：肱骨小結節。
   動作：內旋肱骨，將肱骨頭穩定於肩關節窩內。

3. **小圓肌**
   起：肩胛骨外緣的上部。
   止：肱骨大結節的後方下部。
   動作：外旋肱骨，將肱骨頭穩定於肩關節窩內。

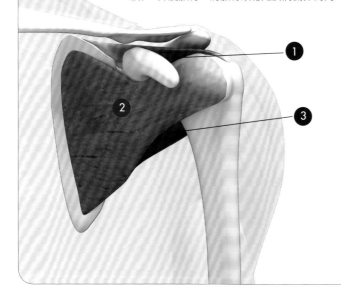

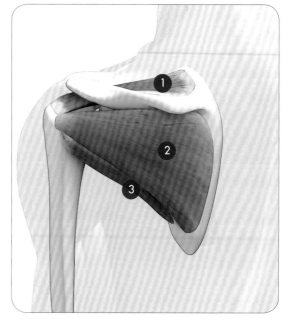

1. **棘上肌**
   起：肩胛骨棘上窩。
   止：肱骨大結節。
   動作：啟動肱骨的外展動作（手臂側向高舉），將肱
   　　　骨頭穩定於肩關節窩內。

2. **棘下肌**
   起：肩胛骨棘下窩。
   止：肱骨大結節。
   動作：外旋肩關節。

3. **小圓肌**
   起：肩胛骨外緣的上部。
   止：肱骨大結節的後方下部。
   動作：外旋肱骨，將肱骨頭穩定於肩關節窩內。

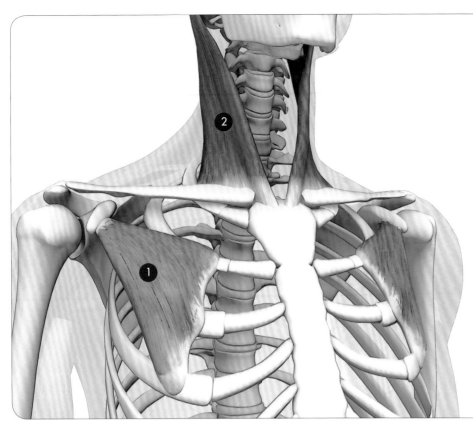

❶ 胸小肌

　起：第 3-5 對肋骨的前面。

　止：肩胛骨喙突。

　動作：肩關節往前轉並向下沉。
　　　　（藉由肩胛骨的動作），
　　　　當菱形肌固定住肩胛骨
　　　　時，經由閉鎖式運動鏈收
　　　　縮運動抬起胸廓（擴展胸
　　　　腔）。

❷ 胸鎖乳突肌

　起：胸骨端：胸骨柄；鎖骨端：
　　　鎖骨內側三分之一處的上表
　　　面。

　止：耳朵後方和下方的乳突。

　動作：當兩側同時收縮，會使頸
　　　　部前彎，頭部前傾；頭部
　　　　固定時，吸氣時將上胸廓
　　　　抬起；收縮單側肌肉會令
　　　　頭部往同側進行側彎的動
　　　　作，以及產生頭部轉向對
　　　　側的動作。

❶ 胸大肌

　起：胸肋端：胸骨柄前方以及胸骨體；
　　　鎖骨端：鎖骨的內側一半處。

　止：肱骨上半的肱二頭肌溝外緣。

　動作：內收並內旋肱骨。胸肋端的纖維
　　　　會將肱骨向下帶，橫過身體往對
　　　　側髖部方向。鎖骨端的纖維會前
　　　　屈並內旋肱骨，令肱骨橫過身體
　　　　朝對側肩關節的方向移動。

❷ 喙肱肌

　起：肩胛骨喙突。

　止：肱骨幹中段的內側表面。

　動作：協助胸肌內收肱骨與肩關節。

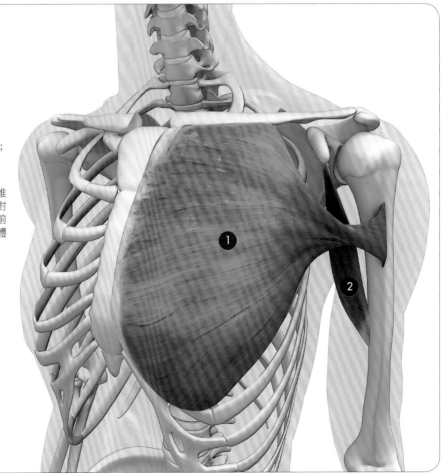

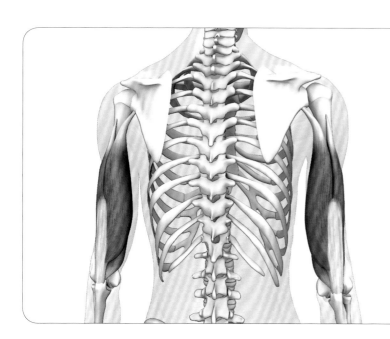

肱三頭肌

起：長頭端起於肩窩下緣的盂下結節；內側端與
　　外側端起於肱骨的後方表面與肌間隔膜。

止：尺骨鷹嘴突。

動作：伸展肘關節，長頭端使手臂後移並內收。

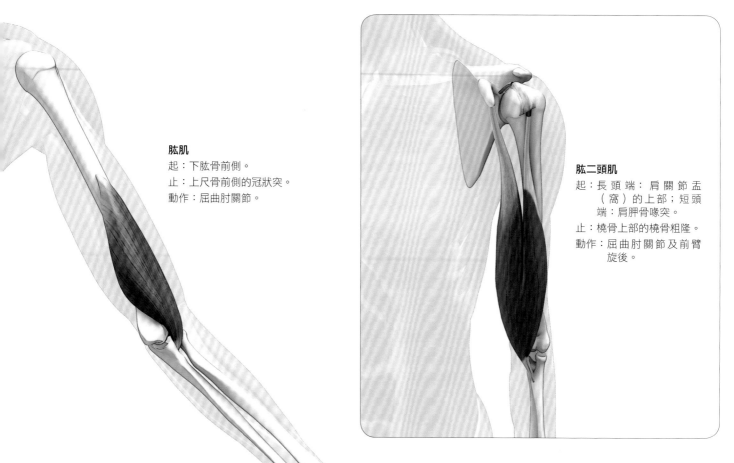

肱肌

起：下肱骨前側。

止：上尺骨前側的冠狀突。

動作：屈曲肘關節。

肱二頭肌

起：長頭端：肩關節盂
　　（窩）的上部；短頭
　　端：肩胛骨喙突。

止：橈骨上部的橈骨粗隆。

動作：屈曲肘關節及前臂
　　　旋後。

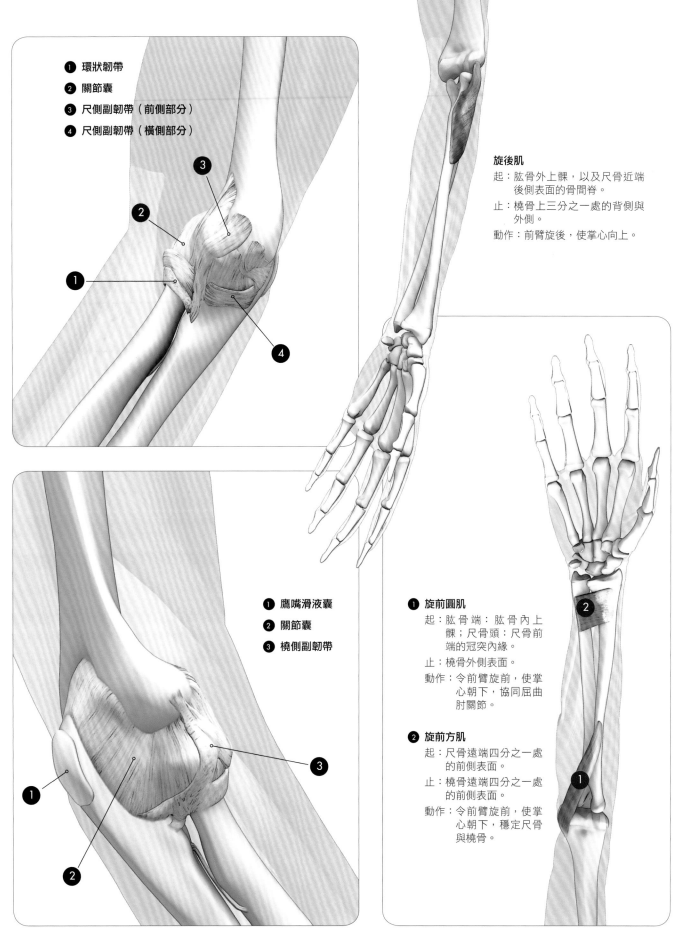

① 環狀韌帶
② 關節囊
③ 尺側副韌帶（前側部分）
④ 尺側副韌帶（橫側部分）

旋後肌
起：肱骨外上髁，以及尺骨近端
　　後側表面的骨間脊。
止：橈骨上三分之一處的背側與
　　外側。
動作：前臂旋後，使掌心向上。

① 鷹嘴滑液囊
② 關節囊
③ 橈側副韌帶

① **旋前圓肌**
　起：肱骨端：肱骨內上
　　　髁；尺骨頭：尺骨前
　　　端的冠突內緣。
　止：橈骨外側表面。
　動作：令前臂旋前，使掌
　　　　心朝下，協同屈曲
　　　　肘關節。

② **旋前方肌**
　起：尺骨遠端四分之一處
　　　的前側表面。
　止：橈骨遠端四分之一處
　　　的前側表面。
　動作：令前臂旋前，使掌
　　　　心朝下，穩定尺骨
　　　　與橈骨。

❶ 屈指深肌

起：尺骨上三分之二處的前表面與內表面，以及骨間膜（尺骨與橈骨之間）。

止：手指指骨遠端的掌心面（前表面）。

動作：屈曲拇指，協同屈曲較近端指骨與腕關節。

❷ 屈拇指長肌

起：橈骨骨幹中段的前表面、尺骨的冠狀突、內上髁。

止：拇指指骨遠端的掌心面（前表面）。

動作：屈曲拇指，協同屈曲腕關節。

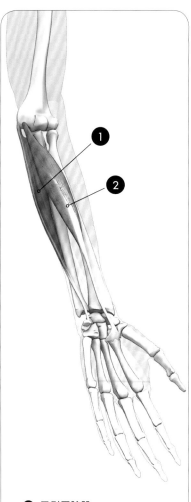

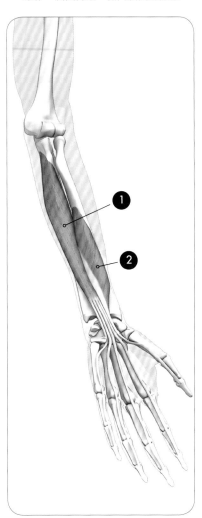

❶ 尺側屈腕肌

起：肱骨內上髁，尺骨的內緣與上三分之二處。

止：腕關節的豌豆骨，第五掌骨底部。

動作：屈曲並內收腕關節，協同肘關節屈曲。

❷ 橈側屈腕肌

起：肱骨內上髁。

止：第二掌骨底部。

動作：屈曲並內收腕關節，協同肘關節屈曲及旋前。

屈指淺肌

起：肱骨內上髁、尺骨冠狀突、橈骨上部前緣。

止：兩條肌腱分別止於四根手指的中指骨兩側。

動作：屈曲手指的中指骨，協同腕關節屈曲。

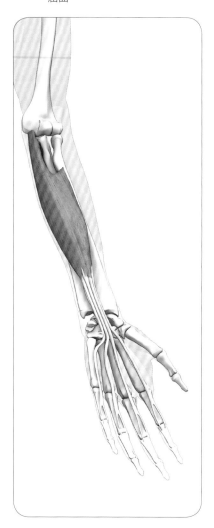

❶ 肱橈肌
　起：肱骨的外側髁上棘。
　止：橈骨的下部外側表面，莖突近端。
　動作：屈曲肘關節。

❷ 橈側伸腕長肌
　起：肱骨的外側髁上棘。
　止：第二掌骨底的背部表面。
　動作：伸展和外展腕關節。

❸ 橈側伸腕短肌
　起：外側上髁經總伸韌帶。
　止：第三掌骨底的後側表面。
　動作：伸展和外展腕關節。

❹ 尺側伸腕肌
　起：外側上髁越過總伸肌腱。
　止：第五掌骨底部。
　動作：伸展和內收腕關節。

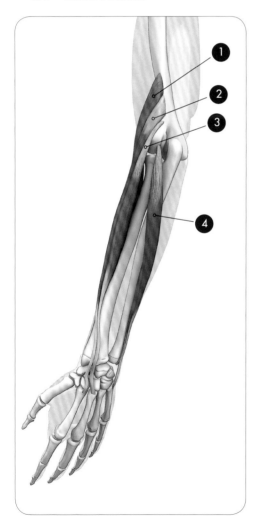

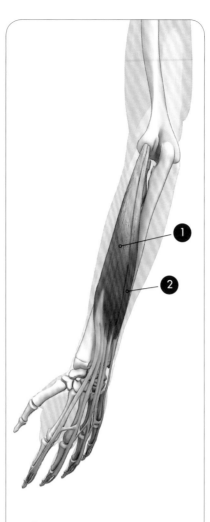

❶ 伸指肌
　起：外側上髁越過總伸肌腱。
　止：四隻手指的指骨背部表
　　　面。
　動作：伸展手指，協同令手
　　　　指自中線外展。

❷ 小指伸肌
　起：外側上髁越過總伸肌腱。
　止：與指伸肌肌腱結合，止
　　　於小指背。
　動作：伸展小指。

❶ 外展拇指長肌
　起：尺骨與橈骨的後側表面，覆蓋骨頭
　　　中段三分之一處，骨間膜。
　止：第一掌骨外側表面。
　動作：伸展及外展拇指，協同前臂旋後
　　　　及腕關節屈曲。

❷ 伸拇指短肌
　起：橈骨遠端後側表面，骨間膜。
　止：拇指近端指骨底後側。
　動作：伸展大拇指，協同腕關節外展。

❸ 伸拇指長肌
　起：尺骨後側表面中段三分之一處，骨
　　　間膜。
　止：拇指遠端指骨底後側。
　動作：伸展拇指，協同腕關節伸展。

❸ 伸食指肌
　起：尺骨遠端後側表面，骨間膜。
　止：食指背腱膜，連到指骨近端指節。
　動作：伸展食指。

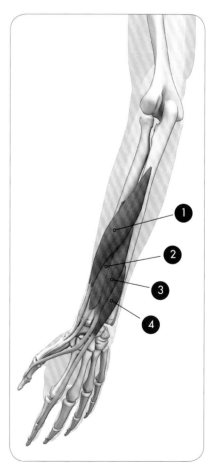

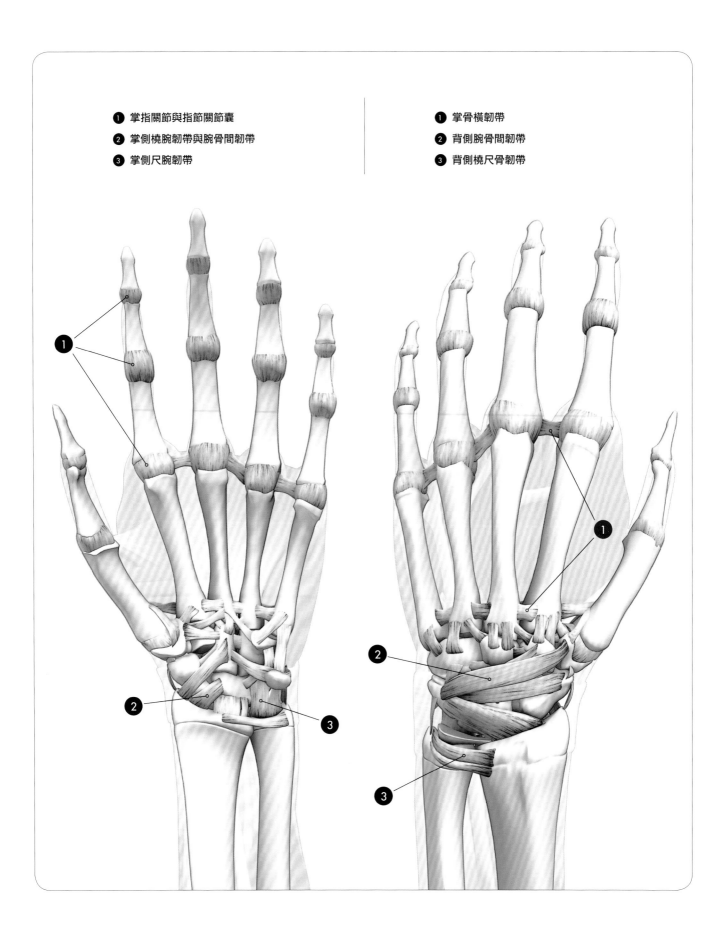

① 掌指關節與指節關節囊
② 掌側橈腕韌帶與腕骨間韌帶
③ 掌側尺腕韌帶

① 掌骨橫韌帶
② 背側腕骨間韌帶
③ 背側橈尺骨韌帶

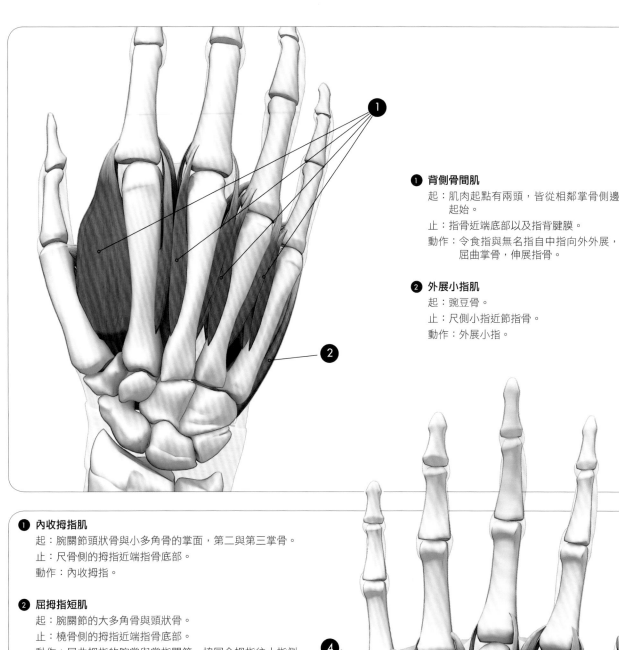

❶ 背側骨間肌
　起：肌肉起點有兩頭，皆從相鄰掌骨側邊
　　　起始。
　止：指骨近端底部以及指背腱膜。
　動作：令食指與無名指自中指向外外展，
　　　　屈曲掌骨，伸展指骨。

❷ 外展小指肌
　起：豌豆骨。
　止：尺側小指近節指骨。
　動作：外展小指。

❶ 內收拇指肌
　起：腕關節頭狀骨與小多角骨的掌面，第二與第三掌骨。
　止：尺骨側的拇指近端指骨底部。
　動作：內收拇指。

❷ 屈拇指短肌
　起：腕關節的大多角骨與頭狀骨。
　止：橈骨側的拇指近端指骨底部。
　動作：屈曲拇指的腕掌與掌指關節，協同令拇指往小指側
　　　　反向移動。

❸ 外展拇指短肌
　起：腕關節的大多角骨與舟狀骨，屈肌支持帶。
　止：橈骨側的拇指近端指骨底部。
　動作：外展拇指並令拇指向掌側移動，協同拇指與小指做對掌的動作。

❹ 蚓狀肌
　起：屈指深肌肌腱。
　止：伸指肌肌腱。
　動作：掌指同時屈曲，以及指間關節伸展。

❺ 屈小指短肌
　起：腕關節鉤骨。
　止：尺骨側小指近端指骨底部。
　動作：屈曲小指。

❻ 外展小指肌

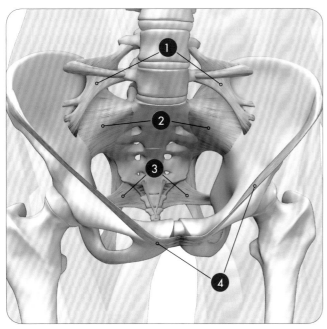

1 髂腰韌帶　　　3 薦棘韌帶
2 薦髂韌帶　　　4 腹股溝韌帶

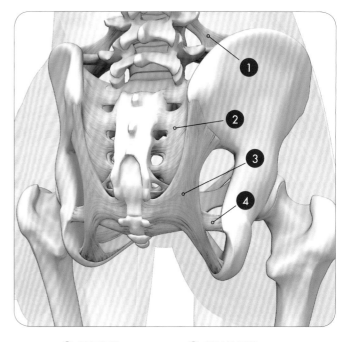

1 髂腰韌帶　　　3 薦結節韌帶
2 薦髂韌帶　　　4 薦棘韌帶

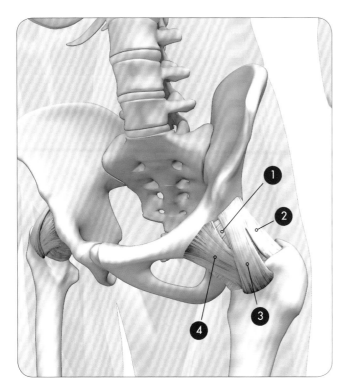

1 環狀層（髖關節囊）　　3 前髂股韌帶
2 側髂股韌帶　　　　　　4 恥股韌帶

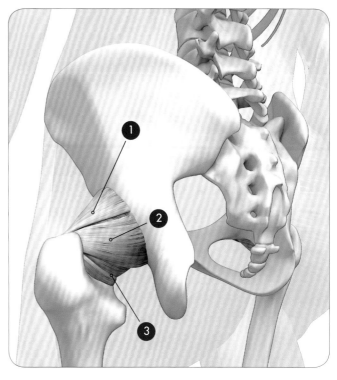

1 側髂股韌帶　　　3 環狀層（髖關節囊）
2 坐股韌帶

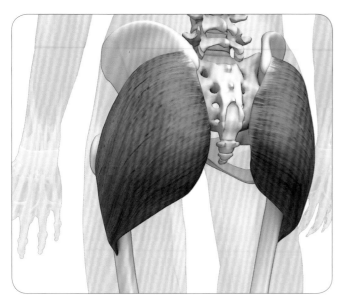

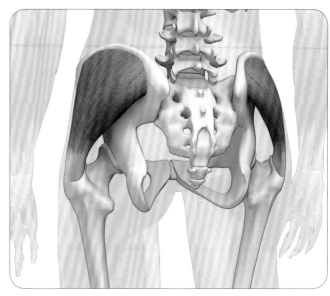

臀大肌

起：髂骨後外側表面與薦骨後側表面。

止：上束纖維連到髂脛束，下束纖維連到臀肌粗隆。

動作：伸展、外旋並穩定髖關節。

臀中肌

起：髂骨外側表面。

止：大轉子。

動作：外展髖關節，前側纖維內旋並屈曲髖關
節，後側纖維外旋並伸展髖關節。

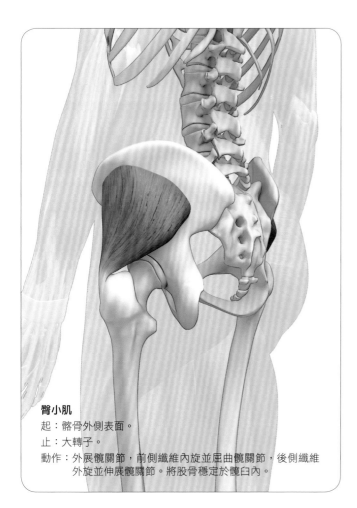

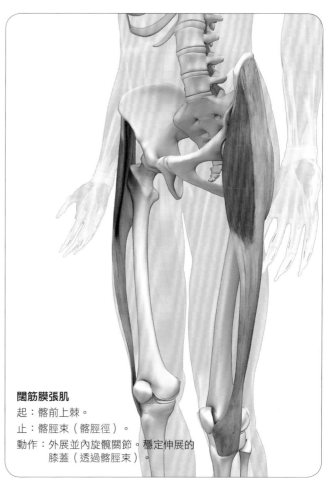

臀小肌

起：髂骨外側表面。

止：大轉子。

動作：外展髖關節，前側纖維內旋並屈曲髖關節，後側纖維
外旋並伸展髖關節。將股骨穩定於髖臼內。

闊筋膜張肌

起：髂前上棘。

止：髂脛束（髂脛徑）。

動作：外展並內旋髖關節。穩定伸展的
膝蓋（透過髂脛束）。

❶ 梨狀肌
起：薦骨後側表面。
止：大轉子。
動作：外旋、外展、伸展、穩定
　　　髖關節。

❷ 上孖肌
起：坐骨棘。
止：大轉子。
動作：外旋、內收髖關節。

❸ 閉孔內肌
起：閉孔膜和坐骨。
止：大轉子。
動作：外旋、內收髖關節。

❹ 下孖肌
起：坐骨粗隆。
止：大轉子。
動作：外旋、內收髖關節。

❺ 股方肌
起：坐骨粗隆。
止：轉子間棘。
動作：外旋、內收髖關節。

❻ 閉孔外肌
起：閉孔膜和坐骨。
止：大轉子。
動作：外旋、內收髖關節。

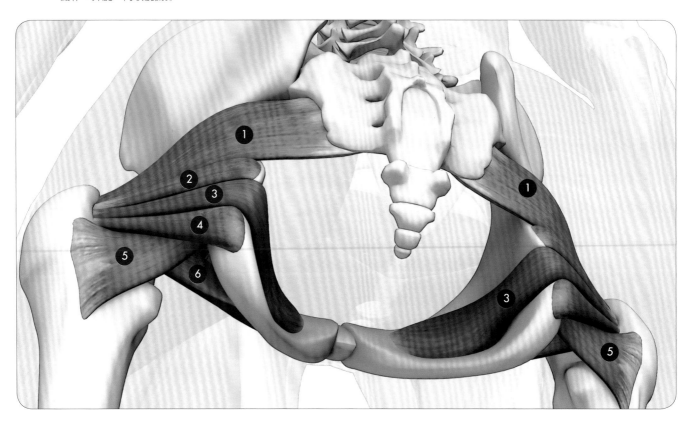

❶ 腰大肌
起：第 12 節胸椎到第 4 節腰椎椎體和
　　椎間盤。
止：小轉子。
動作：屈曲並外旋髖關節，穩定腰椎。

❷ 髂肌
起：髂骨內側表面。
止：小轉子。
動作：屈曲髖關節並外旋髖關節，
　　　與腰大肌一起使骨盆前傾。

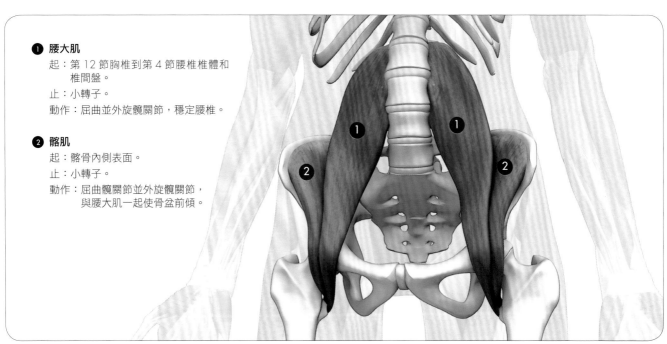

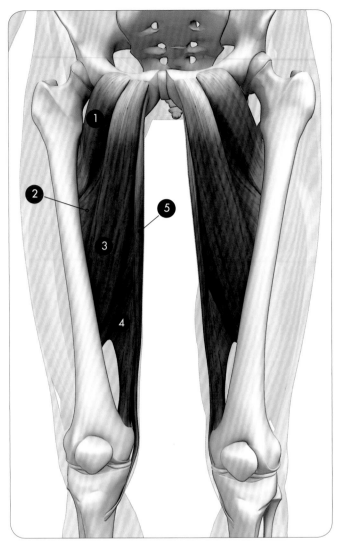

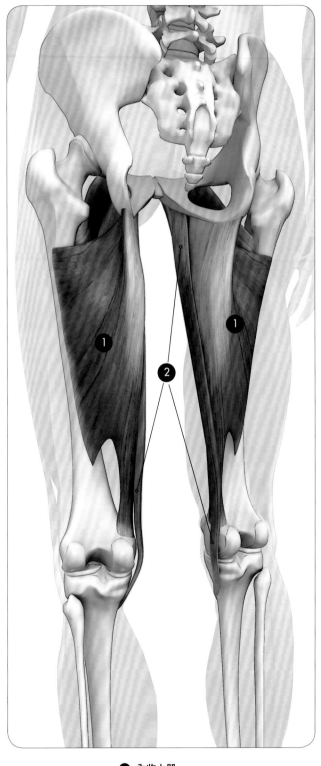

❶ 恥骨肌
　起：恥骨。
　止：股骨粗線。
　動作：內收、外旋並協同屈
　　　　曲股骨。

❷ 內收短肌
　起：恥骨。
　止：股骨粗線。
　動作：內收、屈曲股骨，穩
　　　　定骨盆。

❸ 內收長肌
　起：恥骨。
　止：股骨粗線。
　動作：內收、屈曲股骨，穩
　　　　定骨盆。

❹ 內收大肌
　起：恥骨和坐骨粗隆。
　止：股骨粗線和股骨內上
　　　　髁。
　動作：內收、外旋，並伸展
　　　　股骨。

❺ 股薄肌
　起：恥骨。
　止：脛骨內側。
　動作：內收並屈曲髖關節，
　　　　屈曲和內旋膝關節。

❶ 內收大肌

❷ 股薄肌

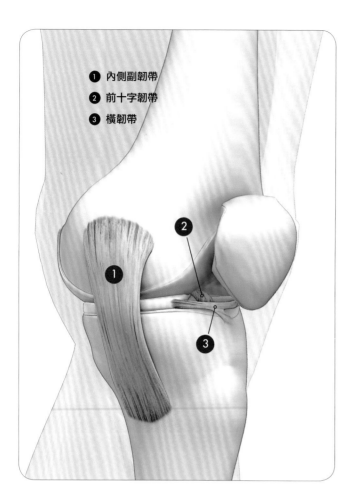

① 內側副韌帶
② 前十字韌帶
③ 橫韌帶

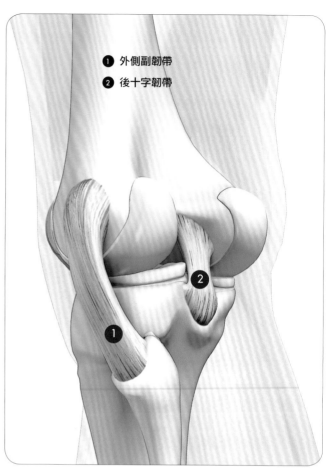

① 外側副韌帶
② 後十字韌帶

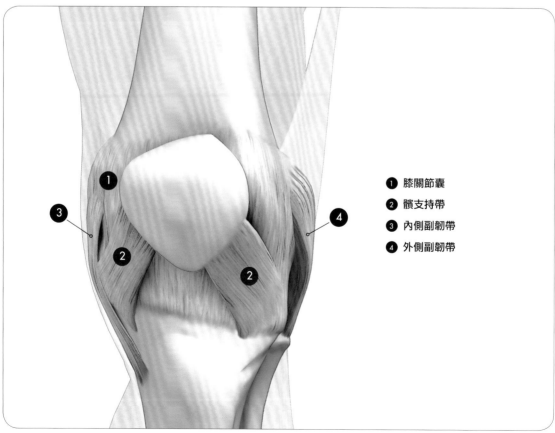

① 膝關節囊
② 髕支持帶
③ 內側副韌帶
④ 外側副韌帶

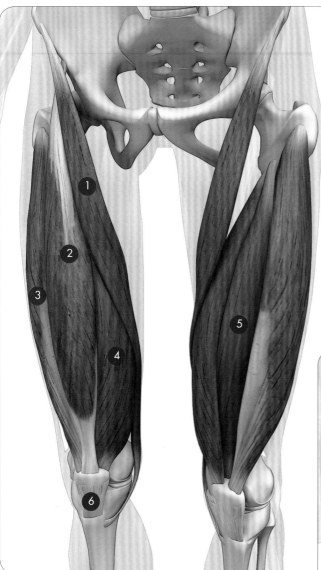

1 縫匠肌
起：髂前上棘。
止：脛骨內側的鵝足肌腱。
動作：屈曲、外展、外旋髖關節；屈曲並內旋膝關節。

2 股直肌
起：髂前下棘。
止：經由髕骨韌帶連到前側脛骨。
動作：屈曲髖關節，使骨盆前傾，伸展膝關節。

3 股外側肌
起：外側股骨。
止：經由髕骨韌帶連到前側脛骨。
動作：伸展膝關節。

4 股內側肌
起：內側股骨。
止：經由髕骨韌帶連到前側脛骨。
動作：伸展膝關節。

5 股中間肌
起：前側股骨。
止：經由髕骨韌帶連到前側脛骨。
動作：伸展膝關節。

6 髕骨韌帶

1 股二頭肌長頭端
起：坐骨粗隆。
止：腓骨頭。
動作：伸展髖關節，屈曲和外旋膝關節。

2 股二頭肌短頭端
起：股骨後側表面。
止：腓骨頭。
動作：伸展髖關節，屈曲和外旋膝關節。

3 半腱肌
起：坐骨粗隆。
止：脛骨內側鵝足肌腱。
動作：伸展髖關節，屈曲和內旋膝關節。

4 半膜肌
起：坐骨粗隆。
止：內側脛骨髁後方。
動作：伸展髖關節，屈曲和內旋膝關節。

5 膕肌
起：外側股骨髁。
止：膝關節下的脛骨後側表面。
動作：屈曲並內旋膝關節。

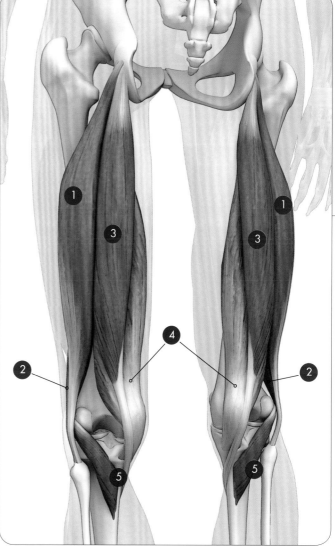

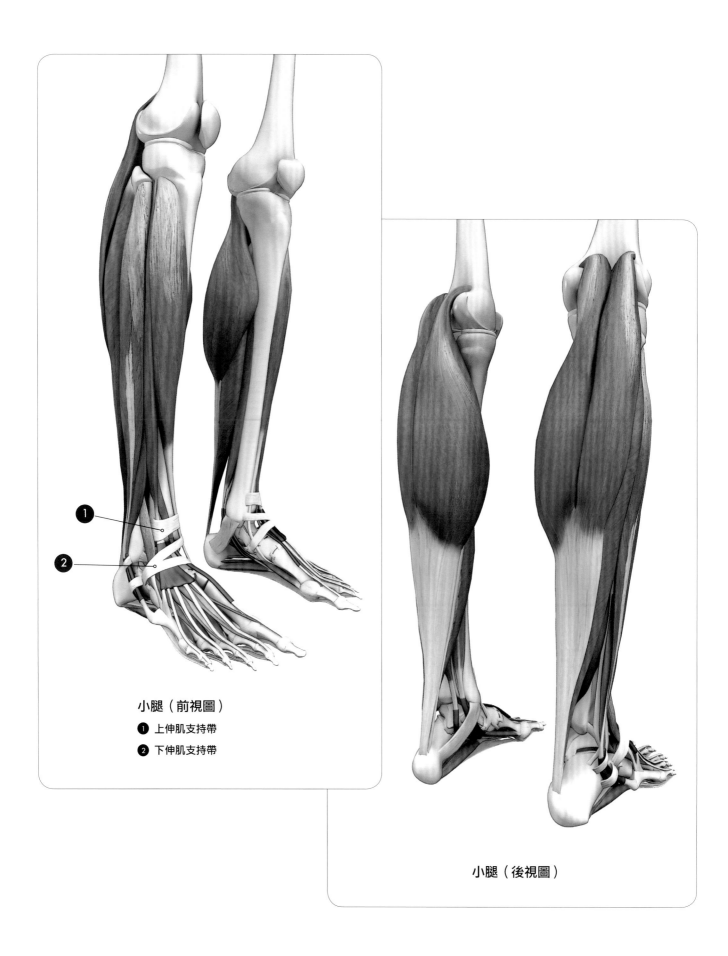

小腿（前視圖）

❶ 上伸肌支持帶

❷ 下伸肌支持帶

小腿（後視圖）

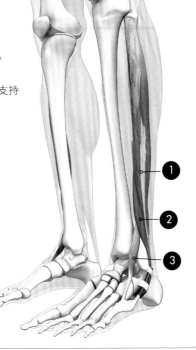

① 腓骨長肌
　起：腓骨頭與腓骨外側近端三分之二處。
　止：第一掌骨底部與內側楔狀骨。
　動作：蹠屈踝關節以及外翻距下關節，支持
　　　　足部橫弓。

② 腓骨短肌
　起：腓骨側面的遠端一半處，肌間膜。
　止：第五蹠骨底。
　動作：蹠屈踝關節，並外翻距下關節。

③ 第三腓骨肌
　起：腓骨遠端前側。
　止：第五蹠骨底。
　動作：背屈踝關節並外翻距下關節。

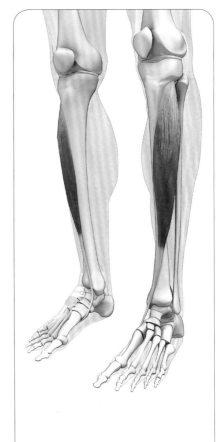

脛前肌
起：前脛骨上三分之二處和骨間膜。
止：楔狀骨內側，第一蹠骨底。
動作：背屈踝關節，內翻距下關節。

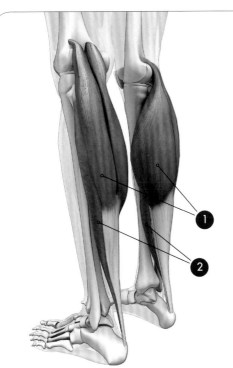

① 腓腸肌
　起：內側頭由內側股骨髁起始；
　　　外側頭由外側股骨髁起始。
　止：經由阿基里斯腱到達跟骨。
　動作：蹠屈並內翻踝關節，屈曲
　　　　膝關節。

② 比目魚肌
　起：腓骨頭以及腓骨頸後側。
　止：沿著阿基里斯腱到達跟骨。
　動作：蹠屈踝關節，內翻距下關
　　　　節。

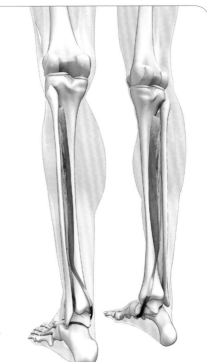

脛後肌
起：脛骨和腓骨之間的骨間膜。
止：舟狀骨、楔狀骨，以及第 2-4 蹠骨。
動作：蹠屈踝關節，內翻距下關節，支持縱向和橫向的足弓。

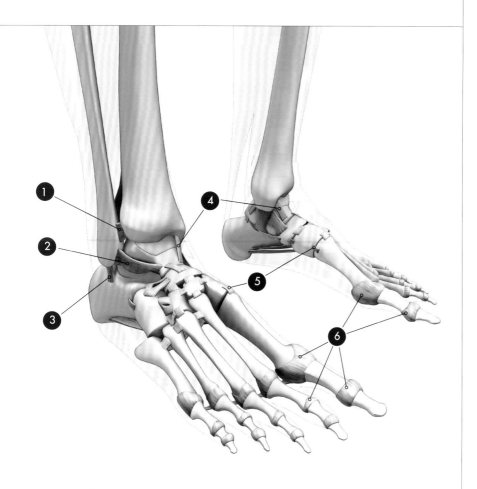

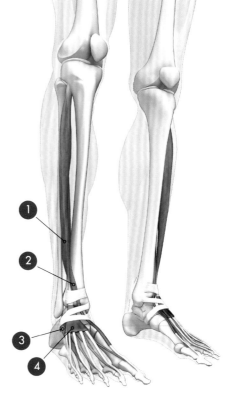

- ① 前脛腓韌帶
- ② 前距腓韌帶
- ③ 跟腓韌帶
- ④ 前脛距韌帶
- ⑤ 背側蹠骨韌帶
- ⑥ 指間關節囊

① 伸趾長肌

起：外側脛骨髁、腓骨頭、骨間膜。

止：指背腱膜和第 2-5 腳趾的遠端指骨底。

動作：背屈踝關節，外翻距下關節，並伸展腳趾的蹠趾關節與趾間關節。

② 伸拇趾長肌

起：腓骨內側表面，骨間膜。

止：指背腱膜和大拇趾遠端指骨底。

動作：背屈踝關節，外翻距下關節，並伸展大拇趾。

③ 伸趾短肌

起：跟骨的背側表面。

止：指背腱膜和第 2-4 腳趾的中間指骨底。

動作：伸展第 2-4 腳趾的蹠趾關節與近端趾間關節。

④ 伸肌腱鞘膜

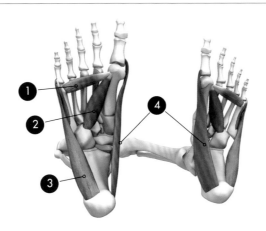

1 內收拇趾肌（橫向纖維）
起：第 3-5 腳趾的蹠趾關節。
止：經籽骨連到大拇趾近端指骨底。
動作：內收及屈曲大拇趾，支持橫向足弓。

2 內收拇趾肌（斜向纖維）
起：第 2-4 蹠骨底、側楔狀骨、骰骨。
止：經籽骨連到大拇趾近端指骨底。
動作：內收及屈曲大拇趾，支持縱向足弓。

3 外展小趾肌
起：跟骨、蹠腱膜。
止：小趾近節指骨底。
動作：屈曲蹠趾關節和外展小趾，支持縱向足弓。

4 外展拇趾肌
起：跟骨、蹠腱膜。
止：大拇趾近端指骨底。
動作：屈曲並外展大腳趾，支持縱向足弓。

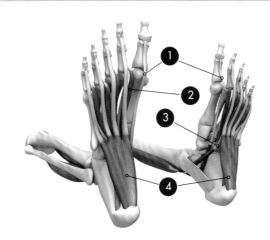

1 屈拇趾長肌
起：腓骨後側表面、骨間膜。
止：大拇趾遠端底部。
動作：蹠屈踝關節，內翻距下關節，屈曲大拇趾，支持縱向足弓。

2 蚓狀肌
起：屈趾長肌肌腱內緣。
止：第 2-5 腳趾背腱膜。
動作：屈曲蹠趾關節，伸展第 2-5 腳趾的趾間關節，內收腳趾。

3 屈趾長肌
起：脛骨後側表面。
止：第 2-5 腳趾的遠端指骨底。
動作：蹠屈踝關節，內翻距下關節，蹠屈腳趾。

4 屈趾短肌
起：跟骨、蹠腱膜。
止：第 2-5 腳趾趾骨中段。
動作：屈曲腳趾，支持縱向足弓。

❶ 橫膈膜

　　起：肋弓下緣，胸骨劍突的後側表面，主動脈
　　　　的弓狀韌帶，第 1-3 節腰椎。

　　止：中心腱。

　　動作：主要的呼吸肌，協助壓縮腹部。

❷ 肋間肌

　　起：內肋間肌自肋骨上緣的表面起始；外肋間
　　　　肌自肋骨下緣起始。

　　止：內肋間肌止於上一根肋骨下緣；外肋間肌
　　　　止於下一根肋骨上緣。

　　動作：內肋間肌在呼氣時降低肋骨；外肋間肌
　　　　　在吸氣時抬高肋骨。

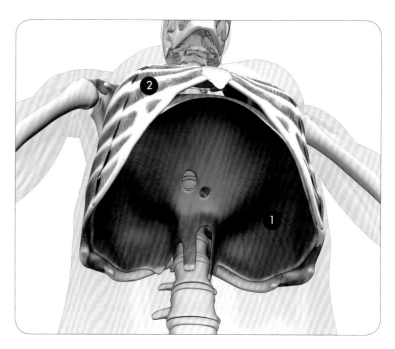

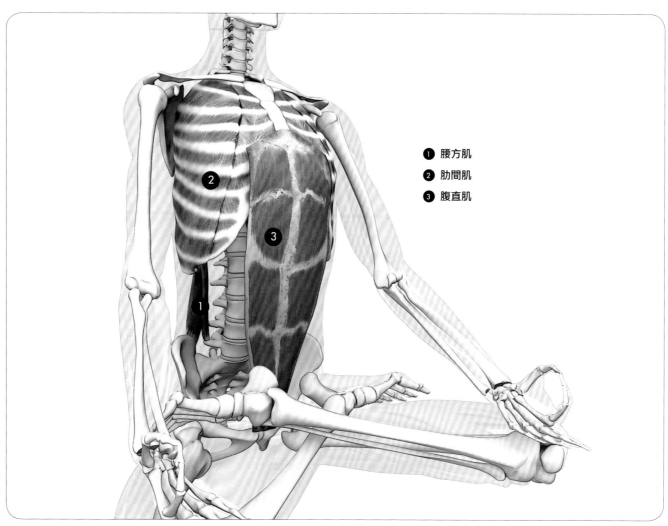

❶ 腰方肌

❷ 肋間肌

❸ 腹直肌

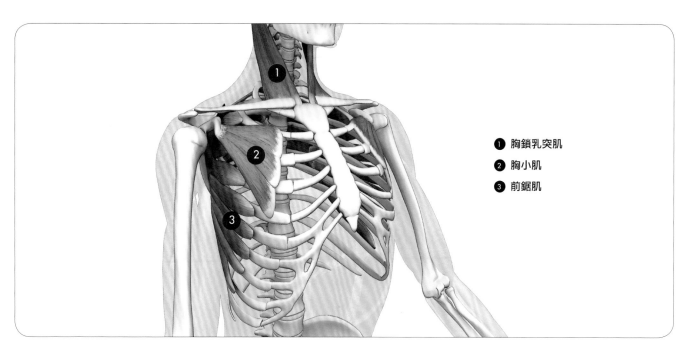

1 胸鎖乳突肌
2 胸小肌
3 前鋸肌

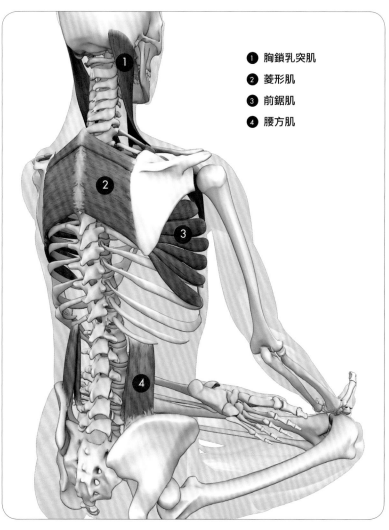

1 胸鎖乳突肌
2 菱形肌
3 前鋸肌
4 腰方肌

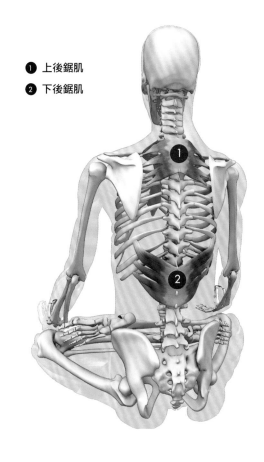

1 上後鋸肌
2 下後鋸肌

肌肉與韌帶英文索引

肌肉與韌帶中文索引

專有名詞解釋

外展 Abduction 遠離身體身體中線。

呼吸輔助肌 Accessory muscles of breathing 附著在胸廓和胸腔上的肌肉，當人體進行呼氣和吸氣時，協助加深橫膈膜的動作。呼吸輔助肌肉包括菱形肌、胸肌、腰方肌、胸鎖乳突肌、肋間肌等諸多肌肉。

主動收縮力量不足現象 Active insufficiency 肌肉縮短或拉長到無法再有效移動關節的程度，即是主動不足。比方說龜式，當髖關節完全屈曲時，腰大肌已經短到無法再加強屈曲髖關節。遇到這種情形，要以槓桿原理善用身體其他部位，例如把手臂從膝關節底下穿過，促進屈曲髖關節。

內收 Adduction 接近身體身體中線。

主動肌 Agonist 意指某塊肌肉收縮，使關節形成特定動作，這塊肌肉就叫做主動肌（有時候又叫作原動肌）。例如肱肌收縮，肘關節就會屈曲。

肺泡 Alveoli 像囊一般的球狀結構，其中薄膜壁是肺部交換氣體的部位。

解剖學 Anatomy 一門研究生物構造的學問。肌肉骨骼解剖學則專門研究骨骼、韌帶、肌肉和肌腱。

拮抗肌 Antagonist 這些肌肉會與主動肌所形成的動作抗衡，並對關節產生反向的動作。例如，膝關節伸展時，膕旁肌就是股四頭肌的抗拮肌。

前傾 Anteversion 往前傾斜。

腱膜 Aponeurosis 纖維厚實的筋膜，為肌肉附著之處。例如，腹肌附著在腹白線（linea alba）兩旁，這條厚厚的腱膜就位在腹部正前方。

附肢骨骼 Appendicular skeleton 由肩關節（肩胛帶）、上肢、骨盆和下肢組成。

瑜伽體位法 Asana 梵文，意指瑜伽體位法。

自主神經系統 Autonomic nervous system 是神經系統的一部分，絕大部分是無意識控制呼吸、心跳、血壓、消化和其他功能。又分成交感神經系統（戰鬥與逃跑）和副交感神經系統（休息和消化）。

中軸骨骼 Axial skeleton 由頭骨、脊椎和胸廓組成。

鎖印 Bandha Bandha是梵文，意指綑綁、鎖住、穩定。利用肌群共同收縮，可在瑜伽體位上形成鎖印。

生物力學 Biomechanics 把機械物理力學運用在身體上。例如，收縮二頭肌，使肘關節屈曲。

腕骨 Carpals 腕關節的骨頭，由舟狀骨（scaphoid）、月狀骨（lunate）、三角骨（triquetrum）、鉤狀骨（hamate）、頭狀骨（capitate）、小多角骨（trapezoid）、大多角骨（trapezium）組成。

重心 Center of gravity 物體重量分布的中心，也是該物體的平衡點。

重心投射 Center of gravity projection 重力往下延伸，並且遠離身體。例如在戰士三式，重心通過手臂和後腳投射出去，以平衡姿勢。

脈輪 Chakra 精微體（subtle body）之中的輪狀中心，或是能量集中之處。脈輪其實對應著神經叢，像是第一、第二脈輪就對應到腰神經叢（lambar plexusy）。

閉鎖式運動鏈收縮／運動Closed chain contraction／movement 肌肉的止端保持固定不動，而肌肉的起端可以移動。例如，三角伸展式的腰肌收縮使軀幹屈曲的動作，即是閉鎖式運動鏈運動。

共同收縮／共同啟動 Co-ontraction／co-activation 主動肌和抗拮肌同時收縮，以穩定關節。例如，共同啟動腓骨長、短肌和脛後肌，可以穩定踝關節。

核心肌群 Core muscles 由腹橫肌、腹內外斜肌、腹直肌、豎脊肌、腰肌、臀大肌、骨盆隔膜組成。

凝視點 Drishti 梵文，意指視線焦點或凝視點。

離心收縮 Eccentric contraction 肌肉拉長時，依然產生張力（收縮）。

豎脊肌 Erector spinae 由三條與脊骨平行的深層背部肌肉所組成，分別是棘肌、最長肌和髂肋肌。

外翻 Eversion 足底面（經由踝關節）翻轉，遠離身體中線（足底向外側）。這個動作連帶會使前足旋前（內旋）。

伸展 Extension 伸展擴大骨頭與骨頭之間的距離和空間，讓兩塊骨頭分得更開的關節運動。

誘發式伸展 Facilitated stretching 是一種強而有力的伸展方式，先把肌肉拉長至固定長度，接著收縮肌肉一段時間。這會刺激高爾基腱器，進而形成「放鬆反應」，導致肌肉放鬆、拉長。誘發式伸展又稱為本體感覺神經肌肉促進術（PNF）。

筋膜 Fascia 包覆在肌肉外層，區隔以及連結各塊肌肉的結締組織。筋膜也可形成讓肌肉附著的腱膜。

屈曲 Flexion 縮小骨頭間隙、把各塊骨頭拉近的關節運動。

假肋 False ribs 肋骨共計十二對，其中五對肋骨，後與脊椎骨相連，前面則附著在肋軟骨（costal cartilage）之上，這五對肋骨便稱為假肋。

前足 Forefoot 足部末梢部位，接鄰中足。前足由蹠骨和趾骨（以及與其相對應的關節）構成。前足的動作包括腳趾的屈曲與伸展，此外還可使足弓加深。

盂肱關節 Glenohumeral joint 是個球窩滑液關節，也是肱骨頭（球）與肩盂窩的銜接之處。

高爾基腱器 Golgi tendon organ 是個感覺受器，位在肌肉肌腱連接處，負責偵測肌肉張力的變化。高爾基腱器一偵測到異狀，馬上把訊息傳到中樞神經系統，由中樞神經命令肌肉放鬆，使肌肉「鬆弛」。這是為了避免肌腱自骨骼附著點被撕裂。高爾基腱器在本體感覺神經肌肉促進術（PNF）或誘發式伸展裡都扮演重要角色。

後足 Hindboot 通常意指跟骨和距骨。後足的關節是距下關節（subtalar joint），負責足部內翻和外翻的動作。例如，戰士一式後腳的足部就是內翻的動作。

膕旁肌群 Hamstrings 又稱大腿後側肌群，包含三條肌肉：股二頭肌、半膜肌和半腱肌，起點都在坐骨粗隆，終點都在小腿骨，主導大腿伸直功能。（中文版編注）

髂脛束 Iliotibial tract 從大腿外側一路延伸下來的纖維筋膜組織，最後融入膝關節囊側面。此外，髂脛束也是闊筋膜張肌和部分臀大肌的附著之處。

夾擊症候群 Impingement 骨頭之間的間隙變窄或遭受磨蝕。夾擊現象會引起發炎或疼痛。例如，因為椎間盤突出導致神經根受到壓迫。肱骨頭和肩峰之間也會出現夾擊的情況，導致肩膀疼痛。

止端 Insertion 肌肉（經由肌腱）連結骨頭的遠端附著點，相較於位在肌肉另一頭的起端，止端通常距離身體身體中線較遠，動作也比較多。

內翻 Inversion 足底面轉向身體身體中線（足部往內轉）。這個動作連帶會使前足旋後（外旋）。

等長收縮 Isometric Contraction 肌肉帶有張力，長度卻沒有縮短，骨頭也不會移動。

等張收縮 Isotonic Contraction 肌肉雖然縮短，但在運動過程中張力保持不變。

行動／行動力 Kriya 梵文，意指動作或活力（activity）。

槓桿作用 Leverage 利用槓桿長度創造力學上的優勢。例如練習扭轉三角式，手放在足部外側，把手臂的長度當作槓桿，把身體轉過來。

肌力作用線 Line of action 通過身體的肌力假想線。例如在側角伸展式，就有一條肌力作用線從指尖延伸至足跟。

掌骨 Metacarpals 介於腕骨（腕關節）和指頭之間的區域，亦即掌心的五塊骨頭。

中足 Midfoot 介於前足和後足的中間部位。中足由舟狀骨、骰骨和三塊楔形骨所構成。功能是協助前足旋後和旋前。

身印 Mudra 梵文，意指封印。身印通常搭配手勢，指尖以特定的方式相互碰觸。其他種類的身印則要結合全身的能量鎖印才能夠形成。

肌梭 Muscle spindle 位在肌腹裡的感覺受納器，負責偵測肌肉的長度與張力。肌梭一偵測到異狀，馬上把訊息傳到中樞神經系統，由中樞神經命令肌肉收縮，以對抗伸展。此一反射動作是為了避免肌肉撕裂。

開放式運動鏈收縮／運動 Open chain contraction／movement 肌肉的止端可以移動，而肌肉的起端保持固定不動。例如在戰士二式當中，三角肌收縮、抬起手臂的動作即是開放式運動鏈運動。

起端 Origin 肌肉連結骨頭（和肌腱）的近端附著點，相較位於肌肉另一頭的止端，起端通常距離身體身體中線較近，動作也比較少。

扭轉 Parrivrtta 梵文，意指某個瑜伽體位的旋轉、扭轉或翻轉變化式。例如，扭轉三角式是三角伸展式的扭轉版本。

骨盆帶 Pelvic girdle 意指髂骨（ilium）、坐骨（ischium）、恥骨（public bones）和恥骨聯合（public symphysis）。

生理學 Physiology 一門關於生物機能的研究。大部分生理學過程是在無意識的情況下發生，不過卻可以被意識所影響。例如呼吸和誘發式伸展。

本體感覺神經肌肉促進術 PNF 全名是 Proprioceptive Neuromuscular Facilitation，又稱為誘發式伸展（請參閱誘發式伸展的說明）。

背部運動鏈 Posterior kinetic chain 由一組位在身體背部、彼此相互連結的韌帶、肌腱和肌肉所構成。背部運動鏈包含膕旁肌、臀大肌、豎脊肌、斜方肌、背闊肌、後三角肌。

呼吸法 Pranayama 一門控制呼吸的瑜伽藝術。

原動肌 Prime mover 意指收縮某塊肌肉，形成特定的動作，這塊肌肉就叫做原動肌。例如股四頭肌（quadriceps）收縮，膝關節就會伸展。原動肌這個詞有時等同於主動肌。

橈側偏移 Radial deviation 手往食指這一側傾移，或遠離身體身體中線。

交互抑制作用 Reciprocal inhibition 大腦指示主動肌收縮，但同時又給拮抗肌下達抑制動作的命令，使其放鬆。此一生理學過程完全不受意識所控制。

後傾 Retroversion 向後傾斜。

旋轉 Rotation 環繞縱軸的關節動作。例如在大休息式時，我們把肱骨外旋，使掌心朝上。

肩胛肱骨韻律 Scapulohumeral rhythm 盂肱關節和肩胛胸廓關節的同時運動，使肩關節外展、屈曲。例如當我們在練習舉臂式時，只要手臂高舉過頭，就會產生肩胛肱骨韻律。

肩胛帶 Shoulder girdle 指鎖骨和肩胛骨。

協同肌 Synergist 幫助和微調主動肌或原動肌的動作。協同肌雖然也能形成相同的動作，但效果不若主動肌明顯。例如，恥骨肌協助腰肌屈曲髖關節。

真肋 True ribs 肋骨總共有十二對，其中1-7對肋骨後與脊椎骨相連，前與胸骨相接，這七對肋骨稱之為真肋。

尺側偏移 Ulnar deviation 手往小指這一側水平偏移，或是靠近身體身體中線。

體位法梵文索引與發音

梵文體位名稱	梵文體位名稱	英文譯名	中文譯名	頁次
Ardha Matsyendrasana	[ARE-dah MOT-see-en-DRAHS-anna]	Half-Lord of the Fishes Pose	半魚王式	18, 23, 162
Chatush Padasana	[cha-TOOSH pah-DAHS-anna]	Four Feet Pose or Calming Variation of Bridge Pose	雙手抓腳橋式	72
Dandasana	[don-DAHS-anna]	Staff Pose	手杖式	126
Dhanurasana	[don-your-AHS-anna]	Bow Pose	弓式	12, 26, 31, 38, 58, 64
Dwi Pada Viparita Dandasana	[DWEE PAW-duh VEE-puh-ree-tuh DAWN-DAWS-uh-nuh]	Two-Legged Inverted Staff Pose	反向雙腿杖式	86
Eka Pada Raja Kapotasana	[aa-KAH pah-DAH rah-JAH cop-poh-TAHS-anna]	One-Legged King Pigeon Pose	單腿鴿王式	98
Eka Pada Viparita Dandasana	[aa-KAH pah-DAH vip-par-ee-tah don-DAHS-anna]	One-Legged Inverted Staff Pose	反向單腳杖式	84
Gomukhasana	[go-moo-KAHS-anna]	Cow Face Pose	牛面式	142
Hanumanasana	[hah-new-mahn-AHS-anna]	Monkey Pose	哈努曼猴式	84, 86
Marichyasana I	[mar-ee-chee-AHS-anna]	Pose Dedicated to the Sage Marichi I	聖哲馬利奇式一	27, 124
Marichyasana III	[mar-ee-chee-AHS-anna]	Pose Dedicated to the Sage Marichi III	聖哲馬利奇式三	9, 14, 21, 130, 142
Natarajasana	[not-ah-raj-AHS-anna]	Dancer Pose	舞王式	106, 174
Parighasana I	[par-ee-GOSS-anna]	Cross Bar of the Gate Pose, Version I	門閂式一	17, 156
Parivrtta Janu Sirsasana	[par-ee-vrit-tah JAH-new shear-SHAHS-anna]	Revolved Head-to-Knee Pose	反轉頭碰膝式	23, 148, 156
Parivrtta Parsvakonasana	[par-ee-vrit-tah parsh-vah-cone-AHS-anna]	Revolving Lateral Angle Pose	扭轉側角式	118
Parsva Sukhasana	[PARSH-vah SOOK-ahs-anna]	Easy Seated Twist Pose	簡易坐姿扭轉式	15, 116
Pasasana	[posh-AHS-anna]	Noose Pose	套索扭轉式	140
Paschima Namaskarasana	[POSH-chee-mah nah-moss-kar-AHS-anna]	Reverse Namaste Pose	反轉祈禱式	142
Paschimottanasana	[POSH-ee-moh-tun-AWS-ah-nah]	Intense Stretch to the West Pose	坐姿前彎式（背部朝西伸展式）	4
Pincha Mayurasana	[pin-cha my-your-AHS-anna]	Feathered Peacock Pose	孔雀起舞式	92, 94
Purvottanasana	[purvo-tan-AHS-ahna]	Inclined Plane Pose	反向棒式	10, 11, 58
Salabhasana	[sha-la-BAHS-anna]	Lotus Pose	蓮花式	38, 58
Savasana	[shah-VAHS-anna]	Corpse Pose	攤屍式／大休息	169
Setu Bandha Sarvangasana	[SET-too BAHN-dah sar-van-GAHS-anna]	Bridge Pose	橋式	19, 70
Supta Padangusthasana, Revolving Version	[soup-tah pod-ang-goosh-TAHS-anna]	Reclining Hand-to-Big-Toe Pose, Revolving Version	仰臥手抓腳拇趾側轉變化式	175, 185

梵文體位名稱	梵文體位名稱	英文譯名	中文譯名	頁次
Triang Mukhaikapada Paschimottanasana	[tree-AWN-guh moo-KA-eh-ka-paw-duh POSH-ee-moh-tun-AWS-ah-nah]	Three Limbs Facing Intense West Stretch Pose	單腿跪伸展式	62
Utthita Hasta Padangust-hasana	[oo-tee-tah ha-sta pod-ang-goosh-TAHS-anna]	Standing Big-Toe Hold Pose	手抓腳趾單腿站立式	106
Urdhva Dhanurasana	[OORD-vah don-your-AHS-anna]	Upward Facing Bow Pose	向上弓式／輪式	1, 8, 12, 19, 22, 76, 84, 86, 106, 108
Urdhva Mukha Svanasana	[OORD-vah MOO-kah shvon-AHS-anna]	Upward Facing Dog Pose	向上犬式	47, 58
Ustrasana	[oosh-TRAHS-anna]	Camel Pose	駱駝式	13, 28, 38, 52, 58, 106, 185
Virasana	[veer-AHS-anna]	Hero Pose	英雄式	62
Vrksasana	[vrik-SHAHS-anna]	Tree Pose	樹式	106
Vrschikasana	[vrish-CHEE-kahs-anna]	Scorpion Pose	蠍子式	92

其他梵文專有名詞	發音	中譯名	頁次
Asana	[AHS-anna]	體位法	——
Ashtanga	[UHSSH-TAWN-gah]	八肢瑜伽	——
Bandha	[bahn-dah]	能量鎖印	26
Chakra	[CHUHK-ruh]	脈輪	45, 90
Drishti	[dr-ISH-tee]	凝視點	4
Hatha	[huh-tuh]	哈達 （ha是太陽，tha是月亮）	1, 4
Jalandhara Bandha	[jah-lahn-DHA-rah bahn-dah]	喉鎖	——
Kriya	[kr-EE-yah]	行動、 活力	——
Mudra	[MOO-drah]	身印	——
Mula Bandha	[moo-lah bahn-dah]	根鎖	43, 50, 57, 97, 128
Namasté	[nah-moss-te (te rhymes with day)]	感恩	142
Pranayama	[PRAH-nah-yama]	呼吸法／能量控制法	——
Susumna Nadi	[sue-SHOOM-nah NAH-dee]	中脈	124
Udyana Bandha	[oo-dee-YAH-nah BAHN-dah]	腹鎖	——
Ujjayi	[oo-jy (jy rhymes with pie)-ee]	聲音呼吸法／勝利呼吸法	——
Vinyasa	[vin-YAH-sah]	串連動作	——
Yoga	[YO-gah]	瑜伽	——

體位法英文索引

體位法中文索引

國家圖書館出版品預行編目(CIP)資料

身體後彎與扭轉瑜伽：保護脊椎、淨化臟腑、深化冥想的精準瑜
伽解剖書 / 雷.隆(Ray Long)著；李岳凌, 黃宛瑜譯. -- 初版. -- 新北
市：大家出版：遠足文化發行, 2015.07
232 面；21.5 x 27.2 公分
譯自：Yoga Mat Companion 3: Anatomy for Backbends and Twists
ISBN 978-986-6179-95-2(平裝)
1.瑜伽 2.人體解剖學

411.15   104010243

本書是參考圖書，並非醫療手冊。不可用來診斷或治療任何醫療或外科上的問題。本書所
提供的資訊，不可取代健康照護者提供的治療。如有醫療上的疑慮，請諮詢專業醫師。身
體如有特殊情況，務必取得醫師開立的許可文件，才可練習瑜伽或參加訓練計畫。一定要
在合格、有經驗的瑜伽老師督導和帶領下練習瑜伽。聽從合格瑜伽老師的指引以避免受
傷。由於練習瑜伽或從事訓練活動而導致身體受傷，非本書作者、繪圖者、編輯、出版社
與經銷商之責。

Yoga Mat Companion III: Anatomy for Backbends and Twists
身體後彎與扭轉瑜伽：
保護脊椎、淨化臟腑、深化冥想的精準瑜伽解剖書

作者・雷・隆（Ray Long）｜譯者・李岳凌、黃宛瑜｜全文審訂・Judy 吳惠美｜責任編輯・郭純靜｜
副主編・宋宜真｜全書設計・陳安如｜內頁排版・謝青秀｜行銷企畫・陳詩韻｜總編輯・賴淑玲｜社
長・郭重興｜發行人兼出版總監・曾大福｜出版者・大家出版｜發行・遠足文化事業股份有限公
司　231　新北市新店區民權路108-4號8樓　電話・(02)2218-1417　傳真・(02)8667-1851｜劃撥帳
號・19504465　戶名・遠足文化事業有限公司｜法律顧問・華洋法律事務所　蘇文生律師｜定
價・550元｜初版一刷・2015 年 7 月｜初版六刷・2021 年 5 月｜